DES DÉVIATIONS

DES

ARCADES DENTAIRES

ET DE LEUR

TRAITEMENT RATIONNEL

PAR

LE Dr GEORGES GAILLARD

LAURÉAT DE LA FACULTÉ DE MÉDECINE DE PARIS
MEMBRE DE LA SOCIÉTÉ D'ANTHROPOLOGIE
SECRÉTAIRE DE LA SOCIÉTÉ ODONTOLOGIQUE, ETC., ETC.

Avec 80 figures dans le texte dessinées d'après nature.

PARIS

OCTAVE DOIN, ÉDITEUR

8, PLACE DE L'ODÉON

1881

DES DÉVIATIONS

DES

ARCADES DENTAIRES

ET DE LEUR

TRAITEMENT RATIONNEL

DES DÉVIATIONS

DES

ARCADES DENTAIRES

ET DE LEUR

TRAITEMENT RATIONNEL

PAR

Le Dʳ Georges GAILLARD

LAURÉAT DE LA FACULTÉ DE MÉDECINE DE PARIS,
MEMBRE DE LA SOCIÉTÉ D'ANTHROPOLOGIE,
SECRÉTAIRE DE LA SOCIÉTÉ ODONTOLOGIQUE, ETC., ETC.

AVEC 80 FIGURES DANS LE TEXTE DESSINÉES D'APRÈS NATURE

PARIS

OCTAVE DOIN, ÉDITEUR

8, PLACE DE L'ODÉON

1881

M. LE DOCTEUR E. GAILLARD

MÉDECIN-DENTISTE

Je dédie ce travail à celui qui est mon meilleur ami et qui reste mon maître dans une branche de l'art de guérir, qui touche de si près aux grands problèmes de la physiologie pathologique et de la clinique.

En inscrivant ici son nom, je remplis un double devoir de justice et de reconnaissance : de justice, car c'est lui qui est l'auteur principal des manœuvres dont j'ai recueilli, dans ce mémoire, les brillants résultats ; — de reconnaissance, car je ne puis oublier au prix de quels efforts opiniâtres l'homme de talent et de cœur dont j'ai l'honneur d'être le fils s'est élevé à la position considérée qu'il occupe dans la profession.

Dr GEORGES GAILLARD.

Paris, 1880.

AVANT-PROPOS

HISTORIQUE.

L'histoire de la chirurgie dentaire remonte à la plus haute antiquité : on en trouve des traces chez les Égyptiens, les Grecs et les Hébreux. D'après Cœlius Aurélianus [1], Esculape aurait le premier essayé d'extraire les dents ; Cicéron [2] confirme cette première donnée, et ce que rapporte Érasistrate de l'*odontagogon*, instrument en plomb destiné à extraire les dents et suspendu à Delphes dans le temple d'Apollon, semble prouver la véracité de cette assertion.

Cependant, ce n'est qu'à partir d'Hippocrate que nous trouvons des notions assez précises. Ce grand génie médical de l'île de Cos n'avait pas laissé dans l'oubli cette branche de l'art de guérir. C'est ainsi que nous le voyons s'efforcer de trouver certaines relations entre les phénomènes atmosphériques et les maux de dents [3], aller jusqu'à leur accorder un caractère épidémique et conseiller de mâcher, en ces temps critiques, certaines substances, comme moyen pré-

1. Morb. chron., lib. II, cap. iv, de Dolore dentium.

2. Tertius (Æsculapius). Arsippi et Arsinoæ filius, qui primus purgationem alvi dentisque evulsionem, ut ferunt, invenit.

(De Natura Deorum, lib. III.)

3. Relations évidentes, surtout au point de vue des affections du périoste.

servatif. Bien que proposant l'extraction, Hippocrate n'en était cependant pas fervent partisan ; il semblait même blâmer cette opération, et ne l'admettait que pour les dents chancelantes. C'est du moins ce qui ressort de ses paroles : « Tout le monde, dit-il, peut employer l'instrument destiné à cette opération, la manière de s'en servir étant simple et aisée. »

Les abcès d'origine dentaire avaient attiré son attention ; il nous parle des accidents qui leur sont consécutifs et de l'insuffisance de l'incision comme moyen curatif de ces parulies[1]. C'est également à lui que l'on doit la première observation de la nécrose du maxillaire. Le premier il signale le rapport existant entre les aspérités des dents mauvaises et certaines ulcérations rebelles de la langue, et dans ce cas conseille l'usage d'une lime, bien que Galien, son commentateur, s'en attribue l'invention.

Dans les fractures du maxillaire et pour les dents ébranlées, c'est aux fils d'or ou de soie qu'Hippocrate a recours pour obtenir l'immobilité ; procédé déjà connu, puisqu'il fait le sujet d'un amendement à l'article onzième de la loi des Douze Tables[2].

Aristote (350 ans avant Jésus-Christ), ce génie dont les connaissances anatomiques étaient si extraordinaires pour son temps, nous a laissé tout un long chapitre sur les dents, où il indique les différents caractères qu'elles présentent dans

---

1. Τω μη τρωδεροῦ παιδί ἐξ ὀδόντος ὀδύνης σφακελισμός τῆς γνάθον. Καὶ οὔλῶν ὑῶερσάρκωσις, μετρίως ἐξενυησεν. Ἐξεωεσον τε γομφοί καὶ ἡ σιαγών.
(Epimenides, lib. V.)

2. Neve aurum addito : ast quoi auro dentes vincti erunt, in cum illo seperire urereve, sine fraude esto.
(Comm. de la loi des XII Tables par Bouchaud, p. 758.)

la série animale, suivant les espèces, et fait remarquer que les dents de devant seules se renouvellent. Il considère les défenses de l'éléphant comme des dents saillantes, et le bec des oiseaux comme étant la représentation de leurs dents et l'*analogue des cornes et des ongles*. Enfin, il faut le dire à sa gloire, c'est lui qui, le premier, a envisagé le sujet d'une manière aussi large et aussi philosophique[1].

Puis (305 ans avant Jésus-Christ), nous trouvons Hérophile et Érasistrate, ces deux fondateurs de l'école d'Alexandrie, qui eux aussi, au dire de leurs commentateurs, se sont occupés de cette science, mais leurs ouvrages ne sont malheureusement pas arrivés jusqu'à nous.

Du quatrième siècle avant notre ère il nous faut arriver jusqu'à Celse (Ier siècle).

Le célèbre médecin romain nous trace un tableau de l'odontalgie et cherche, dans la thérapeutique et l'hygiène, les moyens de calmer un mal qu'il regarde comme le plus grand des tourments, parle de l'hémorrhagie consécutive aux extractions et aux fractures des alvéoles, hémorrhagie qu'il regarde comme un signe pathognomonique de ces dernières, et s'étend sur les moyens de s'en rendre maître. C'est encore dans ses œuvres que nous trouvons les *premières données précises de l'orthodontosie*[2]. La disposition vicieuse des dents chez certains individus l'avait frappé, et la manière dont il en parle prouve surabondamment qu'il avait entrevu la possibilité de remédier à une difformité quelquefois nuisible et toujours très disgracieuse. C'est à cet effet

1. Blandin. Des dents, thèse, 1836.
2. Nous employons ce terme (ὀρθὸς, droit, ὀδούς, dent) pour désigner la partie de l'art médical qui s'occupe du redressement des dents.

qu'il indique de faire l'extraction des dents temporaires, si les dents de remplacement se montrent avant la chute de ces dernières, et qu'il conseille une *pression souvent répétée avec les doigts pour ramener la dent dans sa position normale*, pression qui, nous dit-il, est quelquefois suffisante[1].

Celse eut le mérite d'agrandir les horizons de l'art du dentiste et de le faire sortir de la multitude de ces formules et de ces recettes dont, cependant, il ne put complètement se débarrasser lui-même. Ce fut lui qui, on peut le dire, constitua, le premier, la *chirurgie dentaire*. Il reprit les données d'Hippocrate, au sujet des ligatures métalliques, dans les cas de fracture du maxillaire et de luxation des dents, conseilla des badigeonnages avec un mélange de fleurs de rose, de noix de galle et de myrrhe, dans le cas d'engorgement des gencives, et chercha, par la cautérisation de ces dernières, à raffermir les dents devenues chancelantes.

Nous trouvons encore une preuve de sa sagacité dans le précepte qu'il nous donne de plomber une dent avant de l'extraire, espérant par ce moyen donner plus de corps à la partie faible, qui devait lui servir de prise pour l'extraction ; telle était, je pense, l'idée de Celse : aussi ne puis-je m'associer aux critiques formulées par Duval[2], qui considère comme douloureuse et inutile cette obturation préventive. Il n'est pas douteux après cela que les divers procédés d'obturation des dents, indiqués par ses devanciers, lui aient été familiers et même qu'ils aient été améliorés par son esprit observateur.

1. Faisons-nous mieux aujourd'hui dans les cas simples?
2. Recherches historiques sur l'art du dentiste, p. 14, 1808.

De même qu'Hippocrate, Celse n'était pas très ardent partisan de l'extraction. Cependant nous le voyons l'ordonner et la pratiquer quelquefois. Il recommande, dans ce cas, d'aller doucement et d'ébranler la dent par petites secousses, en se servant d'une pince, appelée *risagra* par les Grecs[1], mais, ajoute-t-il, après avoir employé tous les remèdes susceptibles de guérir la douleur. C'est à cet effet qu'il conseille : l'usage d'un composé de poivre, de pyrèthre, d'opium et de soufre ; la diète, les vésicatoires et les fumigations émollientes. Il cite des cas de déviation des globes oculaires et de luxation de la mâchoire inférieure, à la suite d'extractions de dents.

Après une nouvelle période de près d'un siècle, nous arrivons au célèbre médecin de Pergame (an 150). Galien pousse plus avant les connaissances spéciales, cependant il considère encore les dents comme des os, et dit qu'elles se forment toutes durant la période fœtale. Il semble se douter que l'inflammation et la mortification de la pulpe jouent un rôle important dans certaines maladies des dents, et se demande si la couleur particulière à certaines dents malades, cette teinte livide, comme il l'appelle, ne saurait avoir pour point de départ une cause interne. Il cherche également à établir une distinction entre la *douleur de dent*, proprement dite, et la *douleur des gencives*, compare aux caries des os et aux ulcères des parties molles les caries dentaires, et divise celles-ci en deux catégories : « *les unes à marche lente, les autres à marche rapide.* » Il cite le fait de dents s'allongeant indéfiniment et qu'il a été obligé de limer, s'étendant avec complaisance sur le procédé opératoire.

1. Bulletin des sciences médicales, octobre 1807.

Comme hygiène, Galien conseille de se laver la bouche avec du vin. Mais ce qui étonne le plus, c'est de voir cet excellent observateur ne pouvoir se passer des anciennes formules et ajouter foi à certains médicaments capables de faire tomber les dents douloureuses.

Nous ne ferons que citer les noms d'Aphrodas, d'Antiphane, de Solon le dentiste, de Criton et d'Apollonius; ce dernier conseille d'introduire le médicament par les narines ou par les oreilles.

Andromaque nous a légué, en même temps que la thériaque, quelques remèdes contre l'odontalgie.

Dioscoride décrit le cure-dent, qui doit être en bois de lentisque ou en plume, et préconise, contre les maux de dents, les piqûres faites avec l'os d'un certain poisson et les colliers de feuilles de Lépidium.

Nous arrivons ainsi jusqu'à Pline qui, le premier, signale l'action de certaines eaux sur les dents, action pernicieuse dont furent victimes les soldats de César, campés en Germanie; Pline *relate quelques observations de dents mal rangées, cite l'exemple d'une dent implantée au palais*, et parle de la disposition vicieuse des dents de Prusias et de Pyrrhus, dents qui, soudées entre elles, paraissaient n'en former qu'une.

Archigène reproduit les idées de Galien sur l'inflammation dentaire; il croit à la possibilité de procurer du soulagement en trépanant la dent et enrichit l'arsenal dentaire d'un nouvel instrument, destiné à cette opération.

Cœlius Aurélianus, qui nous a transmis la plupart des notions historiques que nous possédons sur l'art du dentiste dans les temps anciens, ne croyait pas à la possibilité de la guérison des maux de dents. Sa thérapeutique consistait en un traitement général, se rapprochant de celui d'Hippocrate ; la diète, le repos ou l'exercice, les saignées, les frictions, les évacuants, les ventouses scarifiées, etc., etc., étaient les moyens auxquels il avait fréquemment recours.

Adamantius, après avoir établi une distinction entre les différentes variétés de maux de dents, fait remarquer que les médicaments doivent changer avec la cause qui les a produits. Il ordonne les aromatiques, en général, et indique un mélange de neige et de miel, qu'il a employé avec succès.

Oribase et Aétius ne font qu'augmenter le nombre des formules léguées par les anciens. Cependant Aétius affirme que les dents reçoivent un filet nerveux provenant du trijumeau, remarque suffisante pour faire honneur à son auteur ; c'est également dans ses écrits que nous trouvons signalée pour la première fois l'influence de la grossesse sur les dents.

Enfin, Paul d'Égine (636) laisse de côté tous les remèdes et semble n'accorder de crédit qu'aux moyens violents. Il conseille l'extraction même par le ciseau et le marteau : car, dit-il, il ne faut laisser rien qui puisse irriter les gencives. Il parle du nettoyage de la bouche et des instruments utiles pour cette opération. Il emploie les mêmes moyens que ses devanciers contre les fractures et l'ébranlement des dents, recommande les plus grands soins de propreté, prescrit les lavages de la bouche après les vomissements, défend de casser des corps durs avec les dents et de se servir de substances acides. Enfin il différencie l'épulis du parulie [1].

---

1. Inflammation de la gencive voisine de la dent malade (παρὰ, auprès, οὖλον. gencive).

Chez les Arabes, nous voyons Mohamed-Arassi employer les lotions astringentes contre les affections des gencives, chercher à détruire le nerf dentaire à l'aide du fer rouge, qu'on emploie du reste de nos jours encore, mais sans plus de succès, bien que le procédé ait été modifié par les progrès de la science. L'auteur est muet sur son procédé opératoire, ne nous indiquant pas s'il l'appliquait directement sur les dents, ou sur les tempes et les gencives, à la manière des Égyptiens, ainsi que nous l'apprend le très-docte Prosper Alpin [1], ou si, comme le dit Ten-Rhyne [2], il cautérisait le trou mentonnier, à la façon des Japonais. Cependant, nous le voyons, lui aussi, employer la pierre à cautère pour faire tomber la dent, lorsque l'huile de rose, l'opium et les sangsues, n'avaient amené aucun soulagement.

Avicenne, au dixième siècle, dans son ouvrage (*De l'Anatomie et de la Physiologie des Dents*), donne plusieurs avis importants et conseille les narcotiques contre l'odontalgie; il prescrit le débridement des cavités, pour donner issue aux humeurs, indique le procédé opératoire pour déraciner une dent à l'aide de la pierre à cautère et croit à l'allongement indéfini des dents. Nous trouvons ensuite dans Arculanus quelques renseignements sur une opération qui se pratiquait déjà : l'obturation des dents par des feuilles d'or. Mais il fallait que cette opération fût marquée du sceau de l'époque : aussi insiste-t-il pour que l'opérateur tienne compte du tempérament de son patient, et qu'il opère à chaud, si le sujet est d'un tempérament froid, et à froid, si le sujet est d'un tempérament chaud. A la même époque,

1. De medicina Ægyptiorum, lib. III, cap. xii.
2. Diss. de Arthritide, 1683 (Londres).

nous voyons d'autres observateurs moins sérieux, tels que Godverden, indiquer la recette de la graisse de grenouilles vertes pour faire tomber les dents !

Le fondateur de l'anatomie, Vésale (1567), ayant beaucoup souffert de l'éruption d'une dent de sagesse, se fit pratiquer une incision de la gencive au niveau de la dent malade ; il conseille d'user du même procédé, pour aider la nature dans ces cas de dentition difficile [1], et remplace les anciennes formules par des remèdes moins répugnants.

Au seizième siècle, Eustache [2], qui s'est beaucoup occupé de l'anatomie et de la physiologie des dents, décrit les follicules dentaires, leurs vaisseaux, leurs nerfs, parle des fractures des dents qui ne se consolident pas, et en tire un argument pour montrer la différence qui existe entre leur mode de nutrition et celui des os. Il croit que les dents reçoivent directement leur sensibilité de ramifications nerveuses du follicule et fait jouer un grand rôle à la compression dans les cas de douleurs dentaires. Il s'occupe de l'évolution des dents et rapporte un grand nombre de cas intéressants d'*anomalies dentaires*.

Ambroise Paré, à peu près à la même époque, fait dans ses ouvrages [3] de judicieuses observations sur les dents, cite le premier fait de transplantation de dent ayant parfaitement réussi.

C'est dans les écrits de Fabrice d'Aquapendente (1600) que nous trouvons, pour la première fois, quelques rensei-

---

1. De corporis humani fabrica, Venetiis (1567).
2. Voir Blandin, *loc. cit.*, p. 22.
3. Ambroise Paré, Anatomie, lib. VI.

gnements sur l'occlusion des perforations palatines, soit avec l'éponge, soit avec une plaque métallique.

Dupont, en 1633, se souvenant des conseils d'Ambroise Paré, conseille, dans le cas de douleurs rebelles à tous les moyens, l'avulsion et la réimplantation de l'organe qui, dit-il, se consolide facilement et n'est plus le siège d'aucune douleur.

Rivière employait : les narcotiques, contre les douleurs opiniâtres ; les acides nitrique, sulfurique, dans le cas de destruction du cordon dentaire (pulpe dentaire) ; il se servait de drogues amères pour détruire les vers, qu'il regardait comme la cause de la douleur. C'est cette même idée qui, je crois, guidait Raspail, de nos jours, lorsqu'il conseillait de mettre un grain de camphre dans les dents creuses, pour détruire le *ver* qui les ronge[1] !

Vers 1660, Highmore d'Oxford publia la première description scientifique du sinus qui porte son nom (antre d'Highmore), et arriva à reconnaître la cause de douleurs qui, jusque-là, avaient été inexpliquées. C'est ainsi qu'il cite le fait d'une dame qu'il parvint à soulager de douleurs intolérables, en lui enlevant la canine gauche ; cette extraction fut suivie d'un écoulement très abondant de sérosité.

Cependant, d'après Jourdain, qui s'est spécialement consacré à l'étude de cette question, la dissertation de M. Runge, soutenue[2] sous la présidence de M. Zeiglen, serait le premier travail sérieux publié sur les maladies de cette région. « Ce travail, nous dit-il, est un chef-d'œuvre pour son temps. »

1. Manuel de la santé, p. 244.
2. Th. inaug. Rintellii, 1750.

Fred. Ruysch (1638-1727), « aux yeux de lynx et aux doigts de fée », dit M. Daremberg[1], parle du retrait des alvéoles après la chute des dents, et cite quelques cas de polypes du sinus. Mais les premières recherches sérieuses sur ces affections sont dues à Cooper, qui conseilla, en cas d'abcès, la perforation de l'alvéole, de préférence à l'opération du trépan. Toutefois, c'est à Meibomius (1590-1655) que revient l'honneur d'avoir conseillé l'extraction d'une dent, pour donner issue au pus.

Enfin, Pierre Dionis (1696), chirurgien français, dans le grand Traité qu'il publia sur la chirurgie, s'occupe longuement de l'art du dentiste. Il blâme l'habitude que l'on a de faire arracher une dent à la moindre douleur et alors même qu'elle n'en est ni le siège, ni la cause; il donne encore de longs et minutieux détails sur les instruments en usage à cette époque. A dater de ce moment, cette partie de l'art de guérir entre dans une voie toute nouvelle; Dionis l'indique, et Fauchard, son contemporain, va la parcourir avec honneur.

P. Fauchard, qui se destinait à la grande chirurgie sous la direction du major de vaisseau A. Poterlet, se félicite des principes que ce savant, en l'art des maladies de la bouche, a pu lui inculquer, et qui ont été le point de départ de ses connaissances ultérieures.

Au début de son ouvrage, il décrit l'état de la science dentaire à son époque, en fait un triste tableau et se plaint amèrement de l'abandon où on laisse l'étude des maladies dentaires[2].

1. Histoire des sciences médicales. Daremberg, 1870.
2. Nous croyons utile, dans un intérêt général, de citer ici ses propres paroles. « Quoique la chirurgie en général, dit-il, se soit beaucoup perfectionnée

En lisant Fauchard, on reconnaît un observateur doué d'une grande habileté manuelle, ce qui n'ôte rien à ses qualités d'érudit.

Nous le voyons traiter toutes les parties de l'art dentaire, s'associer au mouvement scientifique de son époque, prendre part aux discussions des anatomistes, s'occuper des origines des vaisseaux « nourriciers et nerveux » qui se rendent aux dents, admettre la vascularisation de ces dernières et, après examen à la loupe, considérer l'émail, avec H. de Lahire [1], comme une *production cornée*. Il nous parle de la gouttière fœtale, renfermant de petits utricules, formés d'une membrane très vasculaire, qu'il nomme *chorion;* il admet avec Winslow [2], contrairement aux idées régnantes, que la dent s'accroît par sa partie interne; ce qui amène tardivement l'oblitération

dans ces derniers temps ; qu'on ait fait d'importantes découvertes dans l'anatomie et 'dans la manière d'opérer, et qu'on ait mis au jour quantité d'observations savantes et curieuses, les dentistes n'y trouvent pourtant pas encore, à beaucoup près, des secours suffisants pour les guider dans toutes leurs opérations.

« Les auteurs qui ont écrit de l'anatomie, des maladies et des opérations chirurgicales, n'ont, en parlant des dents, traité que très superficiellement de la bouche, et seulement pour ne pas paraître rien omettre de ce qui pouvait entrer dans l'exécution de leurs systèmes.

« On ne connaît au reste ni cours publics, ni cours particulier de chirurgie, où la théorie des maladies des dents soit amplement enseignée, et où l'on puisse s'instruire à fond de la pratique de cet art, si nécessaire à la guérison de ces maladies et de celles qui surviennent aux parties dont les dents sont environnées.

« Les plus célèbres chirurgiens ayant abandonné cette partie de l'art, ou du moins l'ayant peu cultivée, leur négligence a été cause que des gens sans théorie et sans expérience s'en sont emparés, et la pratiquent au hasard, n'ayant ni principes, ni méthode. Ce n'est que depuis environ 1700 que la Ville de Paris a ouvert les yeux sur cet abus et que l'on fait subir un examen à ceux qui se destinent à l'art dentaire. » (P. Fauchard, le Chirurg.-dent., t. I, p. 9 et 12).

1. Mémoires de l'Académie, 1699.
2. Docteur régent de la Faculté de Paris.

des canaux; oblitération qui, du reste, avait déjà été signalée par Méry[1], ainsi que nous le rapporte J.-B. Duhamel, alors secrétaire de l'Académie.

Fauchard ne partage ni les idées de Gérauldy, ni celles de Bunon, au sujet de la résorption des racines des dents temporaires; il ne reconnaît ni le frottement, ni l'entraînement des particules osseuses par la salive, ni la consomption par la chaleur des parties voisines, comme causes de cette résorption. « La nature, dit-il, sans toutefois formuler son opinion, doit opérer autrement. » Enfin, il expose les accidents qui accompagnent la dentition chez les enfants, indique dans quel ordre se fait l'évolution des dents et les différencie par leurs caractères anatomiques.

C'est lui qui, le premier, parle avec quelques détails des déviations et des anomalies de position des dents.

Il repousse comme traitement des anomalies les extractions prématurées et fait remarquer que les incisives et les canines sont le plus généralement celles qui se trouvent déviées; les petites molaires le seraient rarement, et plus rarement encore les grosses molaires. Il décrit avec détails *les fils et ressorts employés pour obtenir le redressement des dents tordues et penchées.* Mais tous ces moyens lui semblent trop lents : aussi en cherche-t-il un autre, qu'il croit avoir trouvé dans l'application du pélican, instrument à l'aide duquel il pratiquait la luxation extemporanée de la dent déviée, opération qu'il a souvent pratiquée avec succès. Fauchard parle encore de la transplantation des dents; il ajoute que les dents transplantées résistent à toutes les actions journalières auxquelles elles sont soumises et même à

1. Premier chirurgien de l'Hôtel-Dieu.

la salivation mercurielle, alors que les voisines sont ébranlées. « Cette opération, nous dit-il, réussit fort bien aux in-
« cisives et aux canines et très souvent aux petites molaires,
« de telle sorte que je suis « étonné que M. Verduc[1] con-
« sidère de tels faits comme apocryphes, connaissant du
« reste le cas de M. Carmeline[2]. »

Au point de vue de la prothèse, il parle des dents *artiste-
ment figurées*, et donne des descriptions détaillées de plusieurs appareils (obturateurs), destinés à remplacer les
moyens employés jusque-là dans les cas de perforation de la
voûte palatine.

Après Fauchard vient Bunon[3], qui, bien que ne partageant
pas les mêmes idées que son illustre devancier, mérite pourtant d'être cité.

Pour lui, l'érosion serait le résultat de troubles survenant
dans la nutrition de l'organe, au moment de sa formation,
et ces troubles seraient le plus souvent la conséquence de
l'apparition d'une fièvre éruptive (rougeole, scarlatine, etc.)
durant le travail de dentition. Enfin, il s'élève contre l'idée,
en vogue à cette époque, de connexion intime entre les canines et les yeux.

J.-L. Petit (1674-1760), directeur de l'Académie naissante
de chirurgie, parle également de l'érosion, se renfermant
dans la seule sphère de l'enfance et n'allant pas chercher
de causes éloignées[4]. Il regarde le rachitisme comme une
des causes de cette affection.

---

1. Célèbre anatomiste, maître chirurgien à Paris.
2. Maître chirurgien à Paris et dentiste.
3. Bunon, 1743. Essai sur les maladies des dents, p. 120.
4. Jean-Louis Petit. Traité des maladies des os, t. II. ch. xvii.

En 1720, D. Garengeot inventa la clef qui porte son nom ; cet instrument destiné à extraire les dents n'est pas aussi mauvais qu'on l'a prétendu dans ces derniers temps.

Mais aujourd'hui rien n'est bien, s'il ne vient, ou, pour être plus juste, s'il n'est présenté comme étant d'origine étrangère. Il n'en était pas de même alors que Garengeot était le secrétaire de cette illustre académie de chirurgie qui, pendant de longues années, on peut le dire à l'honneur de notre pays, a inspiré tous les travaux qui ont été exécutés tant en France qu'à l'étranger.

A peu près à la même époque, L'Écluse publie à Nancy son *Traité utile au public* (1750) ; à Paris, Bourdet, l'*Art du dentiste* (1757). Enfin Jourdain fait paraître (en 1758) son *Traité des maladies réellement chirurgicales de la bouche*, où nous trouvons les maladies des sinus traitées tout au long, et différentes observations très remarquables sur les accidents causés par les dents de sagesse.

En Allemagne (1780), Philippe Plaffe, à Berlin, admet, malgré l'idée déjà formulée par Fauchard, que le frottement de la dent permanente est la seule cause de la diminution de la racine de la dent caduque [1]. Il nous faut citer aussi Woof, fendal qui, après avoir remarqué sur les dents de petits défauts d'émail, presque toujours teintés en jaune rouge, couleur de rouille, en attribue l'origine à l'habitude qu'on avait d'inoculer la petite vérole avant la formation complète des dents. Cet auteur cite quelques cas d'*anomalies du système dentaire* et croit pouvoir affirmer la présence de ca-

---

[1]. Abhandlung von den Zaehnen des menschlichen Koerpers und deren Krankheiten. Berlin, 1786.

naux lymphatiques dans les dents, en se basant sur la teinte jaune que prennent ces organes sous l'influence de la jaunisse.

En Angleterre, nous ne pouvons passer sous silence le nom de Forthergill (1712-1780), qui s'est occupé des tics douloureux de la face, *spasmus flatulens* de Pujol, reconnaissant pour cause l'éréthisme nerveux [1].

Puis arrive J. Hunter, un des plus habiles praticiens qu'ait possédés l'Angleterre et qui, en 1771, publia son remarquable *Traité sur l'anatomie, la pathologie et la physiologie dentaires;* traité où nous le voyons affirmer la différence des dents et des os, croire que les dents sont douées d'un principe vital et cependant leur refuser la vascularisation.

« Les dents, nous dit-il, doivent être regardées comme des
« corps étrangers, à ne prendre en considération que l'ab-
« sence de toute circulation dans leur intérieur; mais elles
« sont certainement douées de principe vital, par l'inter-
« médiaire duquel elles font partie du corps [2]. »

Hunter n'admettait pas le développement de l'arcade dentaire, après le douzième mois, entre la symphyse et la sixième dent. Il était très grand partisan de l'extraction, tant comme moyen préventif que comme moyen curatif des anomalies de position, et, d'après lui, ce n'était pas seulement la dent de lait correspondante qu'il fallait enlever, cette dernière s'éliminant toute seule, mais bien là où les dents voisines, qui, elles, ne subissant pas le stimulus, restaient en place et gênaient par leur présence l'évolution normale de la dent permanente.

1. Maladie ainsi désignée par André, th. de Paris, 1756.
2. J. H nter. Trad. Richelot, t. II, p. 42,

Pour Hunter, toute irrégularité était le fait d'une pression mécanique. Sans préciser davantage, il indique la jeunesse comme l'âge le plus favorable au redressement des dents et ne parle qu'en passant des divers moyens employés : « Ils varient tellement, nous dit-il, que l'on trouverait à peine deux cas où l'on pourrait procéder de la même manière. »

Les ligatures et les plaques d'argent sont les moyens les plus généralement employés à cette époque.

Durant cinquante ans, ce traité a été le seul qui ait embrassé, sous un point de vue aussi haut, les questions les plus importantes de l'anatomie, de la physiologie et de la pathologie des dents. Bien que très remarquable, il laisse énormément à désirer au point de vue spécial qui nous occupe, et les idées émises par Hunter ne seraient plus acceptables de nos jours, puisqu'il est avéré que les arcades alvéolo-dentaires peuvent se modifier, de même que toutes les autres parties osseuses de l'économie, sous l'influence de tractions lentes et continuelles.

Bichat (1771-1802) s'est à peine occupé des dents; il parle cependant, avec la perspicacité qui lui est propre, des phénomènes qui accompagnent la seconde dentition.

Duchâteau, pharmacien français, et Dubois de Chemant en Angleterre (1800), réclament le mérite de l'invention des dents minérales.

Enfin, Maury, en 1820, publie un opuscule sur les améliorations qu'il serait arrivé à apporter dans la teinte des gencives artificielles minérales.

Puis Lavagna, en Italie, publie un remarquable traité intitulé : *Expériences et réflexions sur les caries des dents humaines et la reproduction des dents des rongeurs.*

Mais ici nous entrons dans le dix-neuvième siècle ; l'art dentaire, comme toutes choses, va y prendre un essor nouveau et atteindre à un haut degré de perfection, tant au point de vue scientifique qu'au point de vue opératoire.

Tous les points qui n'avaient été jusqu'ici qu'indiqués sont repris les uns après les autres, et en bonne partie élucidés, dans une série de très nombreuses publications.

Nous arrêterons donc, au commencement du dix-neuvième siècle, un historique trop long peut-être, au point de vue de l'exposition logique du sujet que nous avons choisi, mais assez intéressant, croyons-nous, pour ceux qui aiment à suivre dans l'histoire les progrès d'une science, et à rendre justice aux hommes qui ont fait suivre à une pathologie spéciale et trop délaissée les progrès généraux de la chirurgie.

Pour la période contemporaine, nous citerons dans le cours de notre travail les noms des auteurs dont nous aurons à relater et à discuter les opinions.

Nous nous proposons d'étudier les déviations du système dentaire, au double point de vue de la pathogénie et des moyens à employer pour opérer le redressement de l'organe. Nous diviserons notre travail en trois parties :

Dans la première partie, nous résumerons ce qui a été dit sur le développement des dents ;

Dans la deuxième partie, nous exposerons l'origine des différentes anomalies qui nous occupent ;

Enfin, dans la troisième partie, après avoir examiné et discuté les divers procédés employés dans la pratique dentaire, nous ferons connaître notre mode de traitement, ainsi que l'appareil auquel nous accordons la préférence.

Un grand nombre des observations que nous produisons remonte déjà, et avec intention, à une date très éloignée. Nous avons eu, en effet, l'heureuse fortune d'être initié et guidé dans nos études spéciales par un père observateur et chercheur infatigable : aussi sommes-nous heureux de lui laisser tout le mérite d'un mode de traitement qui lui a permis d'étendre, jusqu'à ses dernières limites, le champ de l'orthodontosie.

Bibliographie.

1757. — M. BOURDET. — Recherches et observations sur toutes les parties de l'art du dentiste. Paris.

1765. — P. FAUCHARD. — Le chirurgien dentiste. Paris.

1771. — J. HUNTER. — Traité sur l'anatomie, la pathologie et la physiologie dentaires. *Trad. Richelot.* Paris, 1843.

1806. — FOX. — Histoire naturelle et maladies des dents de l'espèce humaine.

1810. — MIEL. — Quelques idées sur le rapport des deux dentitions et sur l'accroissement des mâchoires chez l'homme.

1817. — SERRES. — Essai sur l'anatomie, la physiologie des dents, ou nouvelle théorie de la dentition.

1820. — DUVAL. — De l'arrangement des secondes dents ou méthode naturelle de diriger la deuxième dentition.

1820. — ROUSSEAU. — Dissertation sur la première et la deuxième dentition.

1824. — LEMAIRE. — Traité sur les dents.

1826. — DELABARRE (C.-F.). — Méthode naturelle de diriger la seconde dentition.

1836. — BLANDIN (F.). — Des dents. Thèse de concours pour la chaire d'anatomie.

1839. — E. ROUSSEAU. — Anatomie composée du système dentaire chez l'homme et chez les principaux animaux. Paris.

1842. — SCHANGE. — Précis sur le redressement des dents.

1845. — A. RULLIER. — De la dentition et des accidents qui l'accompagnent. *Thèse de Paris.*

1852. — TALMA. — Mémoire sur quelques points de médecine dentaire.

1857. — MAGITOT. — Étude sur le développement et la structure des dents humaines. *Thèse de Paris.*

1861. — ROBIN et MAGITOT. — Mémoire sur la genèse et le développement du follicule dentaire chez les mammifères.

1872. — MICHALSKI. — Étude sur la première dentition. *Thèse de Paris.*

1872. — J. Theryck. — De l'influence du rachitis sur la dentition et la locomotion. *Thèse de Paris.*

1873. — Tomes. — Traité de chirurgie dentaire.

1873. — Magitot et Legros. — Origine et formation du follicule dentaire chez les mammifères.

1873. — E. Chevassu. — Accidents causés par l'éruption et les déviations des dents de sagesse. *Thèse de Paris.*

1876. — A. Camoy. — Des déviations des dents de sagesse inférieures et de leurs accidents. *Thèse de Paris.*

1876. — A. Heidenreich. — Des accidents provoqués par l'éruption des dents de sagesse. *Thèse de Paris.* Concours d'agrégation.

1876. — J. Laffin. — Étude des arcades alvéolo-dentaires. *Thèse de Paris.*

1877. — Magitot. — Traité des anomalies du système dentaire chez l'homme et chez les mammifères.

1878. — C. Perrollaz. — Considérations sur quelques anomalies des dents canines. *Thèse de Paris.*

PREMIÈRE PARTIE

ÉVOLUTION ET DÉVELOPPEMENT

CHAPITRE Ier

GENÈSE DES MAXILLAIRES ET DES FOLLICULES DENTAIRES

Avant les savants travaux de MM. Robin et Magitot[1] sur la genèse et le développement du follicule dentaire chez les mammifères, on admettait généralement que ce développement avait lieu suivant la théorie émise par Goodsir d'Edimbourg en 1838.

D'après cet auteur, ce serait au-dessus de la muqueuse buccale que se formeraient les follicules dentaires[2]. « Vers le milieu du deuxième mois de la vie fœtale, on verrait apparaître, sur le bord alvéolaire des deux mâchoires, un sillon au fond duquel se développent successivement vingt petits renflements sphéroïdes, appelés *papilles dentaires* et destinés à la formation des dents de lait. » Mais, d'après les auteurs précités, l'évolution du follicule dentaire s'effectuerait, sans la participation de la muqueuse buccale, un peu au-dessous

---

1. Magitot et Robin. Mémoire sur la genèse et le développement du follicule dentaire, 1861.

2. On the origine and developpement of the pulp and sacs of the Human teeth, 1839.

de cette dernière, « dans l'épaisseur même des tissus sous-muqueux remplissant la gouttière. »

Avant de suivre le *follicule dentaire* dans son évolution, nous croyons utile de rappeler quel est le mode de genèse *des maxillaires*.

§ 1. — GENÈSE DES MAXILLAIRES.

Les deux mâchoires naissent du premier arc branchial de l'embryon. Elles apparaissent sous la forme de bourgeons, qui sont situés au-dessous du capuchon céphalique.

Du quinzième au dix-huitième jour, la mâchoire inférieure est représentée par deux petits tubercules ; les bourgeons du maxillaire supérieur, moins avancés, sont placés plus haut que l'apophyse frontale.

Vers le vingt-cinquième ou le vingt-huitième jour, les bourgeons maxillaires inférieurs se réunissent sur la ligne médiane, tandis que les supérieurs, toujours isolés, sont descendus au niveau de l'échancrure de l'apophyse frontale.

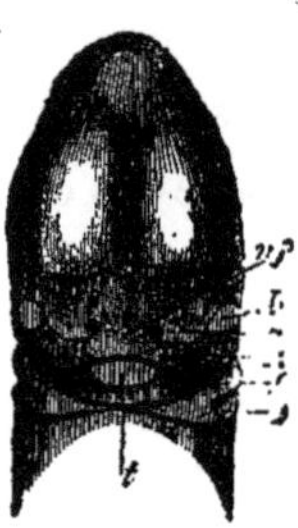

Fig. 1. — EMBRYON DE CINQ SEMAINES (*d'après Carpenter*).

Deux premiers arcs viscéraux. — *a.* Bourgeon maxillaire supérieur. — *b.* Yeux. — *c.* Bourgeon naso-frontal. — *n f.* Bourgeon frontal médian. — *t.* Langue.

Du trentième au trente-cinquième jour apparaissent les tubercules ou bourgeons maxillaires. Séparés d'abord par un sillon, ils se réunissent sur la ligne médiane vers le quarantième jour, mais par leur bord antérieur seulement. Chacun d'eux offre, en arrière de ce bord, un prolongement dans lequel se développe l'os incisif ou *inter-maxillaire ;* vers le quarantième ou quarante-cinquième jour, chacun de ces prolongements se soude par son côté externe au bourgeon maxillaire supérieur correspondant, sans se joindre encore à son congénère sur la ligne médiane. Ainsi se trouve formé l'arc de la mâchoire supérieure, douze à quatorze jours environ après l'arc inférieur.

Les bourgeons maxillaires sont alors exclusivement composés de noyaux embryoplastiques et d'un peu de matière amorphe interposée et recouverte d'épithélium à cellules pavimenteuses.

Quelque temps après la réunion des bourgeons, on voit apparaître dans le même ordre les cartilages : deux cartilages maxillaires inférieurs, deux cartilages maxillaires supérieurs ; puis, un peu après, les deux cartilages incisifs. En même temps, les fibres lamineuses se développent et se multiplient, pour former la muqueuse, tandis que la couche épidermique augmente d'épaisseur. Peu de temps après se développe la couche, plus transparente, correspondant au tissu lamineux sous-muqueux; puis, au sein du cartilage central, se forment les premiers points d'ossification. Vers le soixantième jour, la cavité buccale se trouve entièrement constituée par la réunion des os incisifs sur la ligne médiane et de la cloison des fosses nasales, en arrière de l'arcade dentaire.

A cette époque, le maxillaire inférieur est ossifié dans la plus grande partie de son étendue ; le condyle, la partie postérieure de l'angle de la mâchoire, le sommet de l'apophyse coronoïde, sont seuls restés cartiligineux. Le bord supérieur de la partie horizontale est creusé d'une gouttière qui s'étend, sans discontinuité, depuis le bord antérieur de la branche montante, *sur la face interne de laquelle elle empiète un peu*, jusqu'à l'extrémité antérieure de la branche correspondante du maxillaire.

Lors de l'apparition des bulbes, cette gouttière occupe plus des deux tiers de la hauteur de l'os. Sur le maxillaire supérieur, la gouttière est peu profonde et a plutôt l'aspect d'un sillon.

La gouttière dentaire est exactement remplie, dans toute son étendue, par un tissu mou, d'aspect gélatiniforme plus ou moins rougeâtre. C'est dans ce tissu que naissent les bulbes et les follicules dentaires; ce tissu, du reste, diminue graduellement de quantité, lorsque les follicules se développent.

§ 2. — Genèse du follicule dentaire.

Première période. — Un peu avant la naissance des premiers vestiges du bulbe, la partie correspondante du tissu sous-muqueux, remplissant la gouttière maxillaire, devient plus opaque et surtout plus vasculaire que le tissu gélatiniforme ambiant. La vascularité de ce point devient en même temps considérable ; les capillaires forment des réseaux, très distincts des réseaux voisins, par leur richesse et leur configuration. Leur ensemble constitue une bande qui répond exactement au niveau du tissu où doit s'effectuer le développement des follicules ; ces réseaux se prolongent vers le fond de la gouttière maxillaire et donnent à la bande vasculaire un aspect onduleux.

Vers le centre de chacun de ces festons apparaît le bulbe sous la forme d'une petite masse obscure, arrondie, dont le bord inférieur est nettement limité, tandis que le bord supérieur reste diffus.

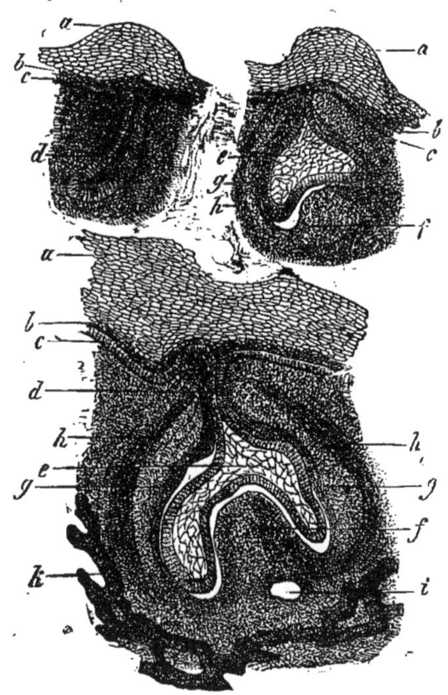

Fig. 2. — Germe dentaire d'un mammifère, a trois périodes différentes (*d'après Frey*).

a. Epithélium buccal, épaissi au-dessus du germe. — *b*. Cellules épithéliales plus jeunes.— *c*. Couche de cellules profondes ou de Malpighi.—*d*. Inflexion de l'épithélium, pour former l'organe de l'émail.— *e*. Réticulum étoilé.— *f*. Germe de l'ivoire.—*g*. Feuillet interne du futur sac dentaire.—*h*. Feuillet externe du même sac. — *i*. Vaisseaux coupés en travers. — *k*. Maxillaires.

Chez l'homme, ce n'est guère que du cinquante-sixième au soixantième jour qu'apparaissent les premiers bulbes dentaires, et encore ne se montrent-ils qu'à l'arcade inférieure : car ce n'est que vers le soixante-cinquième jour qu'on les rencontre à l'arcade supérieure, c'est-à-dire après l'achèvement complet de la cavité buccale, par la réunion des incisifs sur la ligne médiane et de la cloison du nez en arrière de l'arcade dentaire.

Lorsque le bulbe a acquis un certain volume, on voit se dessiner autour de lui une bande grisâtre, foncée, qui, après avoir circonscrit la base du bulbe, s'élève au-dessus de lui et forme ainsi une sorte de sac, ouvert par en haut; pour le maxillaire supérieur, c'est la paroi folliculaire qui bientôt formera une cavité close. L'apparition de la paroi folliculaire est accompagnée d'une exagération de vascularité. Les capillaires qui se produisent ainsi autour et dans l'intérieur de la paroi sont disposés en mailles polygonales assez régulières, partant de la base du follicule, pour se rapprocher un peu à son sommet.

Puis, entre la face interne de la paroi et la surface du bulbe, apparaît l'organe de l'émail. Il se présente alors sous l'apparence d'une masse claire, transparente, sans continuité de substance avec la paroi, et bientôt séparé du bulbe par une ligne pâle et blanche, qu'un examen attentif fait reconnaître comme formée par la rangée continue des cellules de l'émail.

A mesure que le follicule se développe, la bande grisâtre, représentant la paroi, finit par former une enveloppe offrant une résistance assez grande et complètement distincte des parties voisines. La base du follicule se rétrécit progressivement et s'allonge, plus tard, pour former la portion radiculaire de la dent, tandis que la partie du bulbe qui s'est montrée la première correspond à la couronne de la dent.

Le bulbe des incisives se dispose en biseau. La base du

bulbe des molaires s'élargit et se trouve bientôt surmontée
d'une pointe mousse, qui est la trace du mamelon primitif
d'origine ; suivant le rang et la variété de la dent, une ou
deux autres saillies viennent se juxtaposer et, dans sa totalité, le bulbe représente à son tour la forme de la couronne
dentaire future. La cavité coronaire cesse de s'accroître,
la première couche d'ivoire fait son apparition ; alors le bulbe
s'allonge pour former les racines, et il se trouve peu à peu
enfermé dans une cavité formée progressivement par l'ivoire.

Nous avons dit que le premier follicule se montre à la
mâchoire inférieure, vers le soixantième jour, tandis que
le premier follicule de la mâchoire supérieure n'apparaît
que le soixante-cinquième jour. De plus, cette apparition se
fait par paire, successivement et dans l'ordre suivant, pour
la première dentition :

1° Incisives centrales et molaires antérieures ;

2° Incisives latérales ;

3° Molaires postérieures ;

4° Canines.

Le développement est complet vers le soixante-quinzième
jour pour la mâchoire inférieure, et le quatre-vingtième jour
pour la mâchoire supérieure. Alors on voit naître à l'extrémité postérieure de la gouttière maxillaire, presque immédiatement à la suite du follicule de la dernière molaire, un
nouveau follicule, celui de la première grosse molaire permanente, dont la sortie n'aura lieu que vers la septième
année. Ce follicule apparaît vers le quatre-vingt-cinquième
jour pour la mâchoire inférieure, et du quatre-vingt-dixième
au quatre-vingt-quinzième jour pour la mâchoire supérieure.

En même temps que les follicules se développent, la face

interne des lames, qui forment les côtés de la gouttière, s'é-
paissit d'espace en espace, et forme de petites saillies verti-
cales, placées en face l'une de l'autre de chaque côté.

Bientôt ces épaississements se rejoignent et forment des
cloisons complètes, divisant alors la gouttière en alvéoles.

Deuxième période. (*Formation de l'ivoire, de l'émail
et du cément.*)

Entre le quatre-vingtième et le quatre-vingt-cinquième
jour de la vie extra-utérine, on voit apparaître les premières
cellules de l'ivoire qui vont bientôt se trouver envahies
par la calcification [1].

Ce phénomène de dentition commence dans les cellules
qui occupent le sommet du bulbe, et s'étend graduellement
aux cellules de la périphérie. Les cellules dentaires poussent
des prolongements, *fibres dentaires*, qui s'allongent de plus
en plus, en se ramifiant; la substance intercellulaire, intermédiaire à ces cellules et à ces fibres dentaires, se durcit
en s'incrustant de sels calcaires, couche par couche, en allant
de l'extérieur à l'intérieur. La partie du bulbe non transformée en ivoire forme la pulpe dentaire.

L'*ivoire* ou dentine naît de la transformation directe des

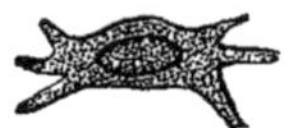

Fig. 3. — CELLULE ODONTOBLASTIQUE.

cellules odontoblastiques et est constitué par une substance fondamentale, homogène, parcourue par des cana-
licules qui donnent à la face profonde de l'ivoire un as-

1. MM. Beaunis et Bouchard appellent cette période la période d'ossification ;
il est plus anatomique de la désigner sous le nom de période de *calcification*.

pect qui n'est pas, au premier abord, sans analogie avec celui que présentent les ostéoplastes sur les os frais. Mais on reconnaît bientôt que ces sillons partent de la circonférence d'un orifice tubulaire qui traverse de part en part le chapeau de dentine, et siègent à la surface de ce dernier,

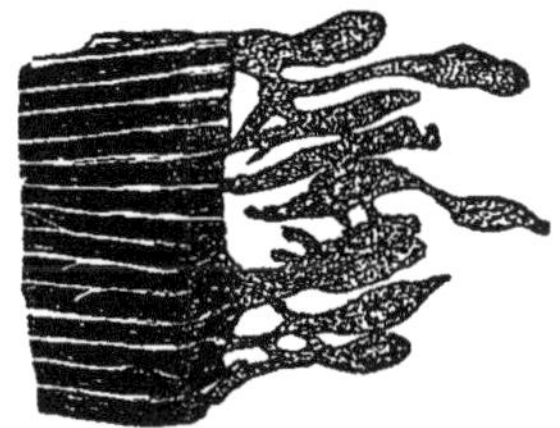

Fig. 4. — Odontoblastes réunis (*d'après Woldeyer*).

tandis que, pour les ostéoplastes, les conduits rayonnent de la périphérie d'une cavité creusée au sein de la substance fondamentale des os.

L'*émail*, résultat de la transformation immédiate des cel-

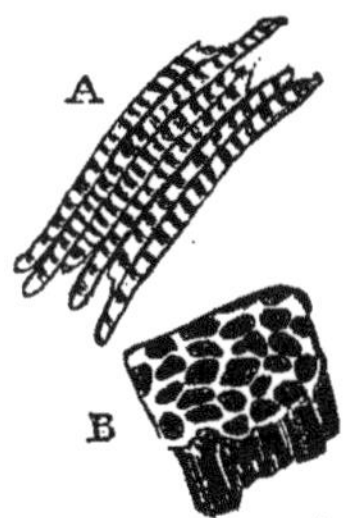

Fig. 5. — Émail de dent humaine (*ramolli dans l'acide chromique au 100°*).

A. Fibres de l'émail. — B. Coupe transversale; les taches brunes indiquent les premières parties attaquées.

lules de l'émail, commence à se montrer au sommet du chapeau de dentine, alors que celui-ci mesure un millimètre de hauteur. Il acquiert rapidement toute la dureté qui lui est propre, et diffère en cela de l'ivoire, dont la densité augmente avec l'âge. Il est constitué par des fibres à 4, 5 ou 6 pans, dits *prismes de l'émail*. Ces prismes sont soudés ensemble et forment des couches à fibres parallèles, dirigées suivant le grand axe de la dent.

Le *cément* se forme, comme les dépôts périostiques, aux dépens de la paroi interne du sac dentaire. La première couche osseuse formée s'applique à l'ivoire et lui adhère intimement; celles qui lui succèdent s'unissent les unes aux autres. De même que les os, dont il se rapproche par un grand nombre de points, le cément se trouve constitué par une substance fondamentale au milieu de laquelle on remarque une série de lacunes à grands prolongements, s'anastomosant, dans la majeure partie des cas, avec les terminaisons des tubes de l'ivoire.

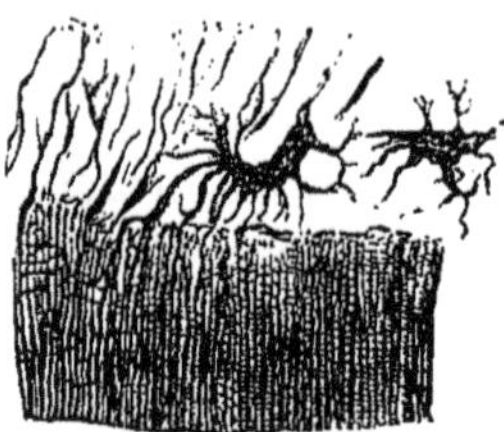

Fig. 6. — Lacunes du cément

(*leurs anastomoses avec les terminaisons des tubes de l'ivoire*).

Les travaux de Remak et de Kölliker ont complété, sur quelques points, les recherches de MM. Robin et Magitot sur le mode de formation de l'émail, de l'ivoire et du cément.

D'après ces auteurs, l'organe de l'*émail* serait le résultat *de la descente et de l'invagination d'un repli ou prolongement de l'épithélium de la cavité buccale, et apparaîtrait le premier.* Il aurait d'abord la forme d'un petit cône creux épithélial dont le sommet se continue avec l'épithélium buccal, et dont la base correspond à un nodule de substance gélatineuse ou embryonnaire, mais plus épaisse et plus vascularisée.

Ce nodule, grossissant, deviendrait la *papille dentaire* qui, elle, sécrétera l'*ivoire*.

La papille dentaire augmente de volume et dessine ses contours ; elle soulève alors la base de l'organe de l'émail et s'en coiffe complètement.

A ce moment, l'organe de l'émail a la forme d'un petit capuchon dont la paroi est exclusivement formée de cellules cylindriques ; il ne tarde pas à perdre le prolongement (*gubernaculum dentis*) qui l'unissait à l'épithélium buccal, et à s'en isoler complètement.

Autour de la papille et du capuchon de l'émail qui la coiffe, le tissu conjonctif ne tarde pas à se condenser et à se différencier sous la forme d'une membrane qui sert d'enveloppe protectrice aux deux organes dentaires :

C'est le *sac folliculaire*.

C'est par l'ivoire que commence la calcification. La formation de l'ivoire débute par le sommet de la papille : les cellules embryonnaires ou embryoplastiques se rangent symétriquement et bientôt poussent des prolongements dans la profondeur de la papille ; les prolongements, en s'allongeant de plus en plus et se ramifiant, sont l'origine des *fibres dentaires ;* la substance intermédiaire s'incruste de sels calcaires, couche par couche, en allant de l'extérieur à l'intérieur. A cette première couche, s'en ajoutent plusieurs autres : les dépôts d'ivoire sont donc successifs et se font sous forme de stratifications ; c'est ce qui rend compte de l'aspect ondulé ou stratifié de certaines dentitions. La partie de la papille dentaire non transformée en ivoire constitue la *pulpe dentaire.*

Dès le début de la formation du dépôt de l'ivoire, une légère couche d'émail s'est déposée à sa surface. Le capuchon de l'émail, avons-nous dit, est formé de cellules épithéliales cylindriques; celles-ci se multiplient du côté de la papille, se superposent en séries linéaires, se soudent les unes aux autres et s'incrustent de sels calcaires, pour constituer ainsi les prismes de l'émail. Le développement de l'émail et celui de l'ivoire marchent alors parallèlement.

Le cément est le résultat de la sécrétion de la paroi interne du sac dentaire : cette production, analogue aux dépôts périostiques des os, précède de très peu de temps l'éruption des dents.

En résumé, la formation des dents nous paraît parfaitement connue. L'*émail* est un produit *épidermique*, tandis que l'ivoire se forme, comme l'os lui-même, au sein du tissu embryonnaire ; l'émail vient du feuillet épithélial du blastoderme, l'ivoire se développe dans le feuillet moyen de l'embryon ; l'émail est une production analogue aux poils, à l'épiderme, aux ongles, etc., tandis que l'ivoire serait une variété spéciale du tissu osseux. Cette connaissance de la structure des dents nous fournit l'explication de certaines variétés pathologiques de caries dentaires.

CHAPITRE II

DÉVELOPPEMENT DES MAXILLAIRES ET DES FOLLICULES DENTAIRES.

§ 1. — PÉRIODE FŒTALE.

Premier mois. — Chez le fœtus à terme, les deux parties constituantes des maxillaires supérieur et inférieur, douées d'une certaine élasticité due à l'interposition d'un fibro-cartilage, sont, ainsi que nous l'avons vu plus haut, creusées de cavités ouvertes où se trouvent logées les pulpes dentaires et les dents en voie de formation.

Ces cryptes, disposées suivant une ligne ondulée, sont d'autant moins complètes qu'on les considère en un point plus éloigné de la symphyse ; aux extrémités, les arcades osseuses n'offrent même aucune dépression indiquant le futur emplacement des dents permanentes [1]. A ce moment, l'orifice de chaque crypte représente assez exactement la figure que donnerait une section faite au collet de chaque dent correspondante.

Ainsi, pour la région antérieure, nous aurons des alvéoles : de forme triangulaire, à base externe, pour les incisives centrales et les canines ; à base interne, pour les incisives latérales ; de forme quadrangulaire, pour les molaires.

A la mâchoire inférieure, la base de ces derniers alvéoles repose sur un sillon contenant le nerf dentaire inférieur et l'artère correspondante, particularité qui, jusqu'à un certain

1. Rousseau.— Dissertation sur la première et la deuxième dentition. Paris, 1820.

point, peut expliquer la prédisposition aux troubles nerveux
qu'on observe chez les enfants au moment de la dentition.

Le nerf et l'artère pénètrent dans l'intérieur du maxillaire
par une ouverture, *orifice du canal dentaire inférieur*, située
de chaque côté, à égale distance de l'angle de la mâchoire et

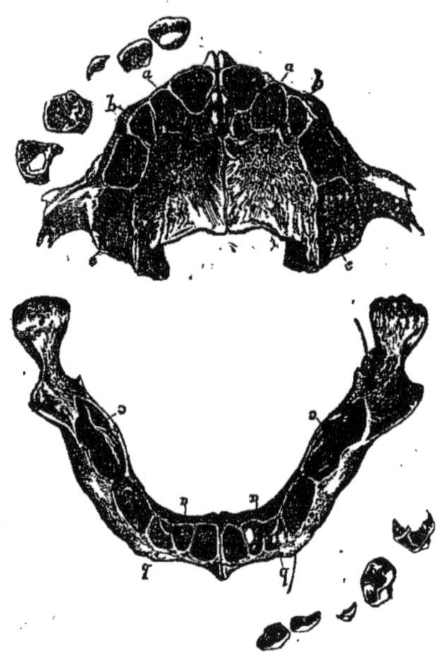

Fig. 7 et 8. — MACHOIRE D'UN FŒTUS DE NEUF MOIS.

Les dents ont été enlevées et placées en regard pour mieux faire saisir les
rapports existant entre la forme des dents et l'ouverture des alvéoles.

A. Alvéoles des incisives. — B. Alvéoles des canines. — C. Alvéoles de la 2ᵉ molaire
temporaire et de la première permanente. — M. Trou mentonnier. — I. Orifice
du canal dentaire inférieur. — M. I. Direction du canal dentaire inférieur.

de la cloison qui sépare encore incomplètement la seconde
molaire temporaire de la première permanente. Ce canal
vient aboutir à la face externe, au niveau de la cloison qui
sépare la canine de la première molaire, *trou mentonnier*,
traversant ainsi, suivant une diagonale *m, i*, la branche

horizontale du maxillaire inférieur, diagonale qui représente la direction suivant laquelle se disposeront les dents.

En arrière de l'alvéole de la première molaire se voit une large cavité ouverte qui se trouve, du moins pour la partie la plus reculée, à la mâchoire supérieure, à peine délimitée par des parois naissantes; on aperçoit cependant de petites pointes osseuses, rudiments de la cloison qui divisera la cavité en deux cryptes distinctes et séparera ainsi la pulpe de la deuxième molaire temporaire de la pulpe de la première molaire permanente. Cette division se fait ordinairement un peu plus tôt à la mâchoire inférieure qu'à la mâchoire supérieure[1].

A cette période, l'apophyse articulaire de la mâchoire inférieure s'élève à peine au-dessus du niveau du bord alvéolaire, tandis que l'angle se projette en bas, au-dessous du niveau général du bord inférieur de la mâchoire. L'apophyse coronoïde forme un angle de 45° avec le bord alvéolaire, son ascension commençant à la limite antérieure de l'alvéole de la première molaire permanente. A la mâchoire supérieure, l'apophyse zygomatique se projette en dehors, au niveau du bord antérieur de la grande cavité ouverte de la deuxième molaire temporaire.

A la mâchoire supérieure, le bord alvéolaire interne ne descend que très peu au-dessous du niveau de la voûte palatine, bien que les alvéoles soient très profonds. L'antre d'Highmore n'est alors représenté que par une légère dépression, sur la paroi externe de la cavité nasale, tandis que les cavités alvéolaires vont jusqu'à la base de l'orbite, dont elles ne sont séparées que par une très mince lamelle osseuse. Les dents temporaires sont, à cette période, en partie formées; les inci-

1. Tomes. — Traité de la chirurgie dentaire (1873). Trad. Darn.

sives centrales ont la plus grande partie de leur couronne durcie, la calcification s'étant même avancée jusqu'à la base de la pulpe dentaire ; pour les canines, la pointe seule est calcifiée, laissant la pulpe s'étendre à une petite distance au-dessous ; la surface triturante des premières molaires est complète, sauf l'émail qui, à ce moment, n'a pas encore atteint plus de la moitié de son épaisseur. La deuxième molaire temporaire est représentée par une série de tubercules disposés circulairement, la partie centrale de la couronne n'étant pas encore calcifiée.

Si, à ce moment, on enlève avec un scalpel la partie interne du maxillaire, on peut apercevoir, sur des pièces préparées à cet effet, la matrice dentaire sous forme d'une poire, dont l'*iter dentis* formerait la queue, ainsi que l'a démontré Rousseau[1].

Deuxième mois. — L'ossification envahit la ligne de jonction dont nous avons parlé plus haut, et les incisives centrales s'inclinent alors l'une vers l'autre, de façon à prévenir la séparation qui serait le résultat de cet accroissement.

A la mâchoire supérieure, peu de changements ; cependant le maxillaire est plus volumineux et les alvéoles plus profonds. La crypte de la pulpe de la première molaire permanente n'est pas encore pourvue de sa partie postérieure.

A la mâchoire inférieure, la branche montante s'est développée rapidement, l'angle a diminué et s'est rapproché de l'angle droit ; enfin, des additions de tissu osseux au bord libre des alvéoles sont venues augmenter la hauteur du maxillaire, et cependant la cloison qui sépare la pre-

1. Rousseau, *loc. cit.*

mière molaire permanente de la deuxième molaire temporaire n'est pas encore achevée.

Quatrième mois. — Les principales modifications
portent encore sur les maxillaires ; les cryptes ont gagné en
profondeur et le bord libre s'est fortement contracté. L'é-
chancrure sigmoïde s'est accrue, et le bord inférieur de la
branche montante s'est augmenté d'additions osseuses.

Sixième mois. — Le maxillaire inférieur s'est consi-
dérablement développé à son bord inférieur, surtout à la
symphyse et dans son voisinage, ce qui fait que l'angle ne
paraît pas moins obtus que chez les sujets plus jeunes.
L'apophyse mentonnière commence à apparaître et proémine
sur la marge externe du bord alvéolaire.

Les alvéoles continuent encore à augmenter de profondeur ;
à la mâchoire supérieure, la crypte de la première molaire
permanente est encore imparfaite, du moins à sa partie postérieure ; il en est de même pour la mâchoire inférieure.
Les orifices des cryptes des autres dents s'élargissent, de petits renflements se remarquent à la surface palatine médiane
du bord alvéolaire ; ce sont les cellules destinées aux incisives permanentes, cellules qui communiquent, au début,
avec les cryptes des dents de lait, par un large orifice. Les
cellules des incisives latérales permanentes ne sont encore
indiquées que par une légère dépression à la surface linguale
des alvéoles des dents temporaires.

Huitième mois. — A la partie antérieure des arcades
dentaires, les alvéoles, qui jusqu'ici s'étaient développés
plus vite que les alvéoles postérieurs, deviennent en ce
moment le siège d'une résorption, tandis que les alvéoles

postérieurs se développent plus activement. Les incisives centrales de la mâchoire supérieure ont leur face antérieure mise à nu, par suite de la résorption de la paroi correspondante des alvéoles, et en même temps les incisives latérales et les canines sont situées sensiblement sur un même plan transversal, en arrière des incisives médianes ; le bord externe des médianes répond à peu près au milieu de la face externe des incisives latérales ; de telle sorte que, si ces organes sortaient dans leurs positions actuelles, ils présenteraient un arrangement des plus irréguliers.

Les cryptes des incisives centrales permanentes commencent à être séparées des alvéoles des dents de lait par des cloisons qui s'élèvent vers la surface, jusqu'à ce que l'orifice soit à peu près de niveau avec le bord libre des alvéoles des dents temporaires. Les cellules des dents molaires sont maintenant séparées du plancher de l'orbite par une dépression profonde, qui représente l'antre d'Highmore. La cloison qui sépare l'alvéole de la seconde molaire temporaire de la première molaire permanente est encore imparfaite, bien que la paroi postérieure de la crypte de cette dernière soit en voie de développement.

A la mâchoire inférieure, les deux moitiés du maxillaire se sont soudées ; la symphyse et l'éminence mentonnière sont fortement marquées ; l'os s'est épaissi derrière les dents de la région antérieure et le rebord alvéolaire s'est renversé en dehors, produisant une surface courbe, à concavité antéro-externe.

A cette époque l'arc de la mâchoire fœtale a été, à tort, regardé par certains anatomistes, Hunter entre autres, comme ayant atteint l'ouverture qu'il aura chez l'adulte ; les modifications ultérieures qu'on y remarque sont simplement dues, d'après cet auteur, à une augmentation d'épaisseur, suite d'additions osseuses, beaucoup plus considérables à l'extérieur qu'à l'intérieur, et à l'augmentation de longueur, tenant exclusivement à son prolongement en arrière[1].

Si des alvéoles nous passons aux dents, nous trouvons que la couronne des incisives centrales est parfaite et que le développement du collet est commencé. L'émail de ces dents présente la surface douce et polie qui caractérise l'achèvement complet du tissu; le collet est moins prononcé sur les incisives latérales. Les canines sont encore situées profondément dans leurs cryptes, avec leur couronne incomplète. Les premières molaires temporaires ont leur couronne à peu près achevée, et leur surface triturante arrive au niveau du rebord alvéolaire. La deuxième molaire temporaire et la première molaire permanente sont maintenant profondément situées; les ouvertures des alvéoles se sont resserrées et le maxillaire s'est manifestement incliné en dedans.

§ 2. — PREMIÈRE ENFANCE.

Première année. — Les deux moitiés de la mâchoire supérieure sont en train de se réunir; la couronne des incisives centrales s'est élevée au-dessus de l'alvéole, de telle sorte que la totalité de l'émail devient visible; les incisives latérales sont sorties de leurs alvéoles, dans l'étendue des deux tiers de la couronne.

Le maxillaire inférieur est augmenté de volume. Les incisives centrales sont sorties des alvéoles, et l'échancrure de la paroi externe des cryptes des incisives latérales et des pre-

1. Hunter, *loc. cit.*

mières molaires temporaires a commencé ; ces dents s'élèvent à peine au-dessus du niveau de la crête alvéolaire.

Vers le milieu de cette première année, la couronne des incisives centrales de chaque mâchoire est complètement à découvert, mais les racines sont encore incomplètes ; les incisives latérales ont émergé de leurs alvéoles, mais leur couronne n'atteint pas encore le niveau des dents centrales ; celles de la mâchoire supérieure sont en avance sur les dents correspondantes de la mâchoire inférieure.

La pointe des canines apparaît au niveau du bord osseux des alvéoles. Au maxillaire supérieur, les premières molaires temporaires sortent des deux tiers de leur couronne au-dessus de ce rebord osseux ; d'un tiers seulement à la mâchoire inférieure. La seconde molaire temporaire est encore tout entière dans son alvéole, dont les bords se referment sur la dent. Les premières molaires permanentes sont profondément situées dans leurs alvéoles respectifs. Enfin, on aperçoit à la face supérieure de la crête alvéolaire une dépression irrégulière, qui est le commencement de la crypte destinée à la deuxième molaire permanente. Au maxillaire supérieur, rien n'indique encore l'emplacement de cette même dent.

Deuxième année. — Les quatre incisives de chaque mâchoire ont pris leur position normale ; leurs couronnes sont complètement à découvert, bien que les racines ne soient pas encore parfaites. Les canines se montrent au-dessus de la marge alvéolaire ; les molaires temporaires de la mâchoire supérieure ont complètement émergé et sont exactement embrassées, à leur sommet, par les bords des alvéoles.

Au maxillaire inférieur, ces dents, plus avancées dans leur éruption, sont isolées de leurs alvéoles.

Troisième année. — L'éruption des dents de lait est achevée, mais on peut reconnaître que les incisives ont seules leurs racines entièrement développées. Il manque aux canines environ un tiers de leur longueur et la moitié aux molaires.

La première molaire permanente de la mâchoire inférieure est en dedans de la partie antérieure de la base de l'apophyse coronoïde; plus en arrière, on trouve la dépression destinée à la réception de la pulpe de la deuxième molaire permanente. Au maxillaire supérieur, la première molaire présente des conditions analogues, et une légère dépression, premier indice de la crypte destinée à loger la pulpe de la deuxième molaire permanente, s'observe à la face postérieure de la tubérosité maxillaire.

Quatrième année. — Les dents incisives sont, à ce moment, les seules réellement parfaites. Les racines des autres dents n'ont pas encore la longueur normale.

Les légères dépressions marquant la place que devaient occuper les pulpes des deuxièmes molaires permanentes sont devenues actuellement de larges cryptes. A la mâchoire supérieure, ces dépressions regardent en arrière et en dehors; à la mâchoire inférieure, elles regardent en haut et un peu en dedans. Le plancher de ces cryptes, du moins pour les dents du bas, repose directement sur le canal dentaire inférieur; près de la paroi postérieure de la crypte existent une ou plusieurs petites ouvertures qui communiquent avec le canal dentaire; c'est là que passent les vaisseaux destinés à la nutrition de la dent en voie de formation.

CHAPITRE III

ÉRUPTION DES DENTS [1].

1. — PREMIÈRE DENTITION.

Éruption des dents temporaires. — Quand la couronne dentaire est formée, il faut, pour qu'elle puisse sortir, que l'orifice de l'alvéole s'élargisse et que la partie du sac qui recouvre immédiatement la couronne disparaisse, en même temps que le tissu fibreux aréolaire et la couche épithéliale superposés. Ces parties, qui font obstacle à la sortie des dents, peuvent toutefois se résorber ; cette résorption peut, dans certains cas, se faire parallèlement à l'accroissement et à la sortie de ces organes, de telle sorte que le sujet n'en éprouve aucun inconvénient, bien que ce ne soit pas toujours la règle.

A l'âge de six à huit mois, les incisives centrales inférieures apparaissent ; leur éruption est rapide et se complète dans l'espace de trois à dix jours ; puis vient une période de repos de un à deux mois, au bout de laquelle les quatre incisives supérieures opèrent leur descente. Après une nouvelle période de quelques mois, les incisives latérales inférieures

---

1. Nous conserverons l'ancienne division en deux dentitions, malgré la nouvelle théorie de Magitot, qui admet cinq dentitions. Anatomiquement, il n'y a, à vrai dire, que deux dentitions : l'une spéciale à l'enfance, l'autre plus complète et particulière à l'âge adulte. Que ces deux dentitions puissent se subdiviser en cinq périodes, correspondant aux différentes phases de l'évolution dentaire, c'est possible, mais ce ne sont que des subdivisions de ces deux grandes périodes.

— 49 —

et les quatre premières molaires percent les gencives ; puis,
deux ou trois mois après, les quatre canines commencent leur
éruption, qui n'est achevée le plus souvent qu'au bout de
deux ou trois mois. Enfin, dernière période, apparition des
secondes molaires.

Ainsi qu'on le voit et comme l'avait parfaitement remarqué A. Serres [1], les dents suivent dans leur éruption une
marche régulière, déterminée et invariable. N'est-il pas
étonnant que des faits d'observation aussi simples aient
échappé à des hommes tels qué Bichat, Sabatier, Boyer, etc.?

Cruveilhier et Trousseau [2], qui de nos jours se sont occupés
de la dentition chez les enfants, ont formulé à ce sujet certaines règles que nous croyons pouvoir résumer ainsi :

« 1° La sortie des dents se fait suivant un ordre donné,
toujours le même ;

« 2° Les dents se montrent d'abord à la mâchoire inférieure ;

« 3° Elles évoluent par paires et symétriquement.

« 4° L'éruption se fait par poussées successives, chaque
groupe se trouvant ainsi séparé par une période d'accal-
mie. »

Trousseau attachait une grande importance à la succession
normale de toutes ces différentes phases, se montrant très
réservé et redoutant toujours quelques complications fâcheuses, alors qu'il se produisait quelque dérogation à cette
règle générale.

Cette première évolution dentaire, envisagée au seul point
de vue de l'organe qui évolue, peut se diviser pour plus de
netteté en deux grandes périodes.

1. Essai sur l'anatomie et la physiologie des dents, 1817.
2. Gazette des hôpitaux, 1848, p. 220 et 580. Leçons cliniques, vol. II.

Première période ou odontogenèse proprement dite, embrassant un laps de temps égal à quatorze mois, c'est-à-dire s'étendant du premier mois de la conception au sixième mois de la naissance, période durant laquelle le follicule naît et se développe, à l'abri de tout regard.

Deuxième période ou d'éruption, occupant un laps de temps égal à dix-huit mois, c'est-à-dire débutant du cinquième au sixième mois de la naissance pour se terminer vers le vingt-cinquième mois. '

Généralement, à cette époque, si l'enfant est doué d'une bonne constitution et si aucune maladie locale ou générale n'est venue entraver son développement normal, la dentition est terminée, du moins au point de vue de l'éruption; l'enfant montre vingt dents qui vont achever leur évolution et le mener jusqu'à six ans et demi.

Nous venons de parcourir dans son entier la grande phase de la première dentition. A ces deux premières périodes, que l'on pourrait appeler périodes d'activité, en succède une troisième caractérisée par un grand silence, ou mieux un repos apparent; c'est la période d'état. Durant cette période, l'organisme se prépare au renouvellement de ces mêmes dents, et de plus à la sortie de nouveaux organes qui vont venir augmenter les surfaces de broiement déjà existantes, proportionnellement aux besoins de l'individu.

Nous avons cru donner plus de facilité, pour envisager cette première évolution dentaire, en résumant dans le tableau synoptique suivant les points les plus marquants de cette grande période.

TABLEAU DE L'ÉVOLUTION DENTAIRE

A. — ODONTOGENÈSE.

A. Période fœtale proprement dite.

6ᵉ SEMAINE.
Premiers germes dentaires.

1° formation du bourgeon épithélial et émail.
2°　　—　　du bulbe ou *papille*.
3°　　—　　des parois du follicule ou *sac*

10-12ᵉ SEMAINE.
Première lamelle de dentine.

1° Sur les incisives médianes.
2° 15 jours après sur les incisives latérales.
3° Sur les molaires.
4° Sur les canines.
L'évolution est un peu plus tardive pour la mâchoire supérieure.

B. Période prééruptive.

FŒTUS A TERME.
Calcification.

Grandes incisives en partie.
Petites incisives moins avancées.
Extrémité des canines.
Surface triturante de la 1ʳᵉ molaire, dont l'émail n'a pas encore toute son épaisseur.

2 MOIS.

Maxillaire plus volumineux.

3 MOIS.

Les alvéoles, plus profondes, commencent à se fermer.

B. — DENTITION.

Période d'éruption.

6 MOIS A 6 ¹/₂ . .	Les incisives médianes inférieures apparaissent.
8　—　10	Incisives supérieures.
14　—　. . . .	Incisives latérales inférieures.
16　—　17	Premières molaires.
19　—　. . . .	Canines inférieures.
21　—　. . . .	Canines supérieures.
24　—　. . . .	Secondes molaires.

Période d'état.　DE 2 A 6 ANS ¹/₂.　L'évolution s'achève et la résorption commence.

§ 2. — DEUXIÈME DENTITION.

Chute des dents temporaires. — Un an ou dix-huit mois après l'achèvement des racines des deuxièmes molaires et des canines, la période de *résorption* commence en atta-

quant les racines des incisives, puis successivement toutes
les autres qui disparaissent; souvent même la couronne
s'excave profondément.

La résorption marche de la périphérie au centre; le cément
est le premier attaqué, puis vient l'ivoire.

Si, dans les cas ordinaires, on enlève une dent de lait avant
sa chute normale, on remarque que la dent permanente ne
se trouve pas en contact immédiat avec la surface excavée
de la dent de lait, mais bien qu'elle en est séparée par un
bourgeon épithélial rouge, à circulation très active, qui rem-

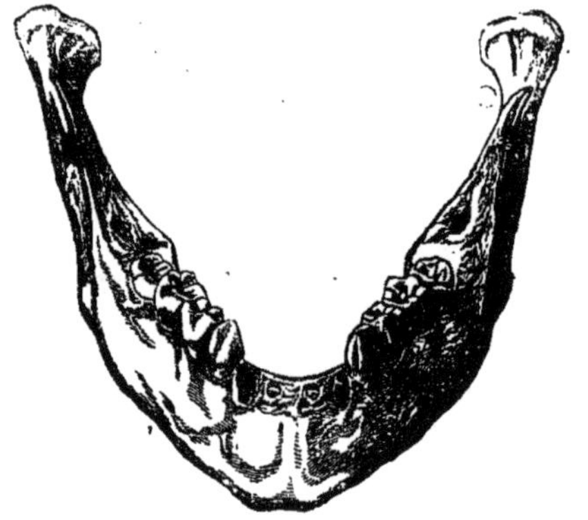

Fig. 9. — MAXILLAIRE INFÉRIEUR D'ENFANT DE SIX ANS ET DEMI.
Les quatre incisives temporaires sont tombées, et les dents permanentes, en voie
d'évolution, sont encore recouvertes d'un opercule osseux.

plit cette cavité, et, dans bien des cas, cette séparation peut
s'effectuer sans que l'on voie apparaître la moindre trace de
sang. Cette papille rouge, revêtue de cellules composées, représente manifestement la cloison de séparation transversale
de la dent secondaire et de la dent de lait.

Les bourgeons charnus qui en constituent la saillie sont
l'expression d'un certain travail irritatif. Ils sont en même
temps, peut-être, les agents de la résorption des matériaux

de la dent dont ils préparent la chute, et, sans forcer les analogies, cette cloison transversale, incontestablement utile dans son existence provisoire, pourrait s'appeler l'organe de la résorption.

Si maintenant nous examinons la surface en voie de résorption, nous voyons qu'elle est creusée en gouttière et que deux petits rebords concentriques, rugueux, en forment les limites. La résorption se fait d'après un plan, variable suivant le sens de l'éruption de la dent secondaire. Il en résulte que la surface de résorption représentera une section transversale, si la dent secondaire évolue droite, oblique ou déplacée, dans le cas contraire. ♦

Tel est l'aspect de la résorption normale, mais, pour qu'elle ait lieu, il faut que l'activité vitale de la dent soit représentée par une pulpe suffisamment vasculaire et un tissu exempt de carie.

L'étude attentive et comparée d'un grand nombre de dents de lait nous a permis de reconnaître que les dents temporaires, dont la pulpe a été détruite, présentent une surface rugueuse et inégale. Cette irrégularité dans la résorption est toujours la conséquence de la mortification de la pulpe ; la dent devient alors un corps étranger et, comme tel, est éliminée par suppuration.

Éruption des dents permanentes. — Dans cette nouvelle éruption, la nature va faire œuvre durable : aussi marche-t-elle plus lentement. Ce n'est plus par mois, mais par année, qu'elle procède.

Nous pouvons résumer de la manière suivante l'ordre d'apparition des dents permanentes. Nous signalons en même temps l'époque de la calcification,

TABLEAU DE L'ÉRUPTION DES DENTS PERMANENTES

AGE.	NOM DES DENTS.	CALCIFICATION.
6 ans 1/2.	Première grosse molaire..............	
7 ans.	Incisives centrales inférieures........	
8 ans.	Incisives centrales supérieures........	1re année.
9 ans.	Incisives latérales supérieures	
Id.	Incisives latérales inférieures..........	
10 ans.	Premières petites molaires............	3e année.
11 ans.	Deuxièmes petites molaires...........	
12 ans.	Canines...........................	2e année.
13 ans.	Deuxièmes grosses molaires	4e année.
18–19 ans et plus tard.	Troisièmes grosses molaires..........	

Bien des causes peuvent modifier l'ordre d'évolution de ces organes : le tempérament, les maladies, l'hérédité et surtout la latitude sous laquelle vit le sujet, sont autant de causes desquelles il sera bon de tenir compte. Les époques ci-dessus doivent donc être considérées comme des moyennes et non comme fixes et invariables. J'ai en ce moment sous les yeux une jeune fille de huit ans qui possède toutes les dents permanentes correspondant à cet âge : quatre grosses molaires, et les incisives médianes et latérales; on trouve en plus à la mâchoire inférieure les canines parfaitement développées, les premières et les deuxièmes petites molaires en voie d'éruption. A la mâchoire supérieure, toutes les dents temporaires sont tombées; les premières petites molaires seules sont dégagées des gencives, les secondes ne se montrent pas encore ; il en est de même pour les canines.

Si donc on avait, sans autres renseignements, à établir l'âge de ce sujet, on serait en droit d'affirmer qu'il est âgé d'au moins dix ans et demi.

La plus grande réserve est donc à garder en pareils cas, et l'on doit s'entourer de tous les renseignements possibles.

Cependant je dois, pour être complet, ajouter que les secondes grosses molaires ne sont pas aussi avancées qu'elles devraient l'être, vu l'état des autres dents. On les devine, en

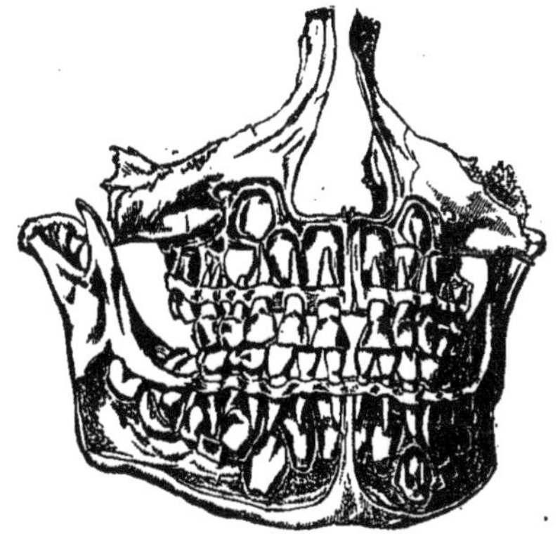

Fig. 10. — MACHOIRE NORMALE D'ENFANT.

La table externe du maxillaire a été enlevée, pour bien montrer les dents permanentes en voie de développement, ainsi que les rapports des deux dentitions entre elles.

effet, plutôt qu'on ne les sent, à l'aide de la pulpe du doigt explorant le maxillaire.

Ainsi donc, l'enfant, après avoir possédé vingt dents à la fin de la première dentition, vingt-quatre au début de la seconde, en a trente-deux à la période d'état de cette dernière, c'est-à-dire à l'âge adulte.

Au moment de la chute des premières dents temporaires, la mâchoire renferme le plus grand nombre de dents qu'il lui sera donné de contenir, soit quarante-huit dents, sans tenir compte de la dent de sagesse, qui dans quelques cas peut déjà apparaître; ce qui alors porte à cinquante-deux le nombre des dents renfermées dans les mâchoires d'un enfant.

Il sera intéressant, je crois, surtout au point de vue particulier qui nous occupe, de jeter un coup d'œil rapide sur le rapport de ces deux dentitions entre elles, et sur l'arrangement réciproque des organes entre eux.

De prime abord, ce qui frappe, lorsqu'on examine une mâchoire normale d'enfant, c'est son orthognathisme. La ligne droite perpendiculaire, qui réunit la symphyse du menton et l'épine nasale antérieure et inférieure, donne la direction des incisives. Si maintenant nous passons aux arcades dentaires, nous voyons qu'une ligne, menée de la crypte de la seconde grosse molaire droite à la crypte de la seconde grosse molaire gauche, en suivant le sommet de toutes les dents temporaires, représente une parabole. Les cryptes des dents permanentes, du moins pour la région antérieure, sont en dedans des précédentes. Le diagramme qui les représente est inscrit dans le diagramme parabolique des premières. Il en résulte que l'arc des dents définitives est plus petit que l'arc des dents de lait, et cependant les dents définitives sont plus grosses. Un artifice de la nature était nécessaire : aussi voyons-nous les dents se ranger provisoirement, à la façon des pétales d'une fleur non encore épanouie.

C'est ainsi que les incisives se montrent sur deux rangs, les petites cachées et accolées derrière les grandes, jusqu'au jour où le développement de la mâchoire, en agrandissant l'espace, permet ce mouvement de latéralité et de projection en avant, qui place les quatre incisives sur la même ligne courbe.

Les incisives médianes occupent le plan le plus externe ; les latérales un plan postérieur, et les canines un plan inter-

médiaire aux deux. Les molaires sont situées immédiatement au-dessous des dents temporaires.

A la mâchoire inférieure, la base des alvéoles permanentes et l'extrémité des racines des dents temporaires se trouvent
à peu près sur un même plan horizontal passant par la
partie supérieure du trou mentonnier. Les canines sont situées plus profondément; la base de leur alvéole repose sur
la paroi même du maxillaire.

La direction générale de toutes ces dents est oblique, de
bas en haut, et d'avant en arrière.

A la mâchoire supérieure, le rapport des dents entre elles
est le même que pour la mâchoire inférieure; les canines
sont également profondément situées, et le fond de leur
crypte répond au niveau du trou sous-orbitaire. Pour les
incisives, le fond des alvéoles est formé par la paroi inférieure
des fosses nasales. Ici, toutes les dents ont une direction
inverse de celles du bas; elles sont, normalement, inclinées
de haut en bas et d'arrière en avant.

Telles sont les dispositions que présentent entre elles
les dents permanentes, dans leurs rapports normaux; mais,
comme on le comprendra facilement, la moindre modification dans l'ordre d'apparition ou d'évolution des follicules
dentaires amènera des changements dans ces rapports, c'est-
à-dire des anomalies de disposition qui, persistantes, con-
stitueront plus tard les difformités dont nous allons nous
occuper plus spécialement.

C'est donc surtout au point de vue étiologique qu'il
nous faudrait rechercher ces différents cas, avant que la
nature soit parvenue à rétablir l'harmonie par des efforts
ultérieurs.

A ce moment, il faut l'avouer, nous sommes complètement impuissants, et ces anomalies ne présentent pour nous qu'un intérêt purement scientifique.

En effet, dans l'*odontocie*, pour employer une expression de M. Delabarre, nous aurons toujours une présentation mauvaise, quoi que l'on fasse, si la dent affecte, pendant sa période fœtale, quelques rapports anormaux avec les différentes parties environnantes. Aucun signe certain ne peut nous faire deviner une anomalie ; nous n'avons que des probabilités : une éruption tardive, la position de la tumeur, et surtout l'hérédité.

Et, quand bien même on arriverait à pouvoir poser un diagnostic, quels avantages pourrions-nous en tirer ? Quels sont nos moyens de traitement ? L'extraction, procédé bien impuissant, quoi qu'en dise Tomes. C'est à l'origine qu'il nous faudrait agir. A nous aussi il faudrait, comme en obstétrique, par des manœuvres externes, pouvoir ramener la dent dans une position et des rapports normaux. Ce n'est donc qu'après la sortie de l'organe qu'il nous sera donné de nous prononcer et même, dans bien des cas, nous ne devrons agir que tardivement.

Les causes de ces déviations peuvent se classer sous deux chefs :

1° Les causes prochaines, purement mécaniques ;

2° Les causes éloignées, ou héréditaires, de beaucoup les plus nombreuses et les plus actives.

Sans nier complètement l'action des dents temporaires sur l'évolution des dents permanentes, je ne puis cependant, avec la majorité des auteurs, l'admettre comme une cause constante et primordiale de déviation.

De deux choses l'une : ou la dent permanente sort physiologiquement, et alors tous les phénomènes qui vont con-

courir à son éruption s'accomplissent normalement, c'est-
à-dire que la dent temporaire et le maxillaire se résorbent,
laissant le champ libre à la dent qui évolue ; ou la dent permanente se présente dans une position vicieuse, alors la
dent caduque restera dans son intégrité et les parties qui
s'opposent à la sortie du nouvel organe subissent seules
le travail de résorption. Est-ce à dire pour cela que la dent
caduque soit la cause de la déviation de la dent permanente ? Évidemment non, car alors toutes les dents de remplacement, ayant à lutter contre le maxillaire et la dent
temporaire, devraient pousser de travers. L'observation
même des faits nous conduit à cette conclusion, que les
dents temporaires, loin de gêner l'évolution des dents permanentes, servent à leur évolution normale, en maintenant
l'arcade dans sa forme régulière, et en forçant la dent à évo-
luer dans un espace déterminé.

Qu'une dent de lait, dont la résorption ne s'effectue pas
normalement, soit une cause de déviation ultérieure, j'en
conviens ; encore ne sera-ce que tardivement, et si l'on
ne surveille pas la dentition de l'enfant. Le premier phénomène sera un retard dans l'éruption ; il y aura lutte entre
la dent non résorbée et la dent évoluante ; l'une et l'autre
seront peut-être légèrement déviées de leur position normale, la dent de lait surtout sera probablement déviée,
mais on n'observera jamais alors de ces déplacements
complets, de ces hétérotopies, où la dent en voie d'évolution laisse intacte la racine de la dent caduque.

C'est, du reste, un fait journalier d'observation que,
toutes les fois qu'on a voulu suivre les conseils de Bunon[1],

---

1. « Si l'on aperçoit une dent nouvelle dont le volume excède la capacité de la
place qu'occupe la première, il faut, pour la mettre à son aise, ôter les deux dents

Bourdet[1], Fox[2], Hunter[3], etc., pour ne citer que les anciens, on est arrivé, sous prétexte de donner de la place à des dents physiologiquement bien placées, et qui ne demandaient que du temps pour s'arranger elles-mêmes, à amener des modifications morphologiques désastreuses et irréparables. Nous montrerons, du reste, dans le cours de ce travail, plusieurs exemples qui viennent confirmer ce que nous avançons ici.

Combien de fois, en effet, n'avons-nous pas été obligé, à notre corps défendant, de continuer un traitement entrepris dans cet ordre d'idées, pour remédier soit à une disposition asymétrique des organes, soit à un déplacement disgracieux de la ligne médiane!

voisines, sans attendre qu'elles tombent naturellement... On peut même ôter quelques petites molaires nouvelles, etc. » (*Essai sur les maladies des dents*, 1743, p. 120.)

1. « Les dents viennent encore mal rangées parce que l'on a négligé de leur donner la place convenable, en ôtant les dents de lait qui les gênent » (t. I, p. 68); et plus loin : « Quand on ôte plusieurs dents de suite, sans attendre qu'elles soient ébranlées, on ne doit le faire que si elles gênent les dents voisines » (*ib.*, p. 63). (Recherches et observations sur toutes les parties de l'art dentaire. t. I, p. 65.)

2. « Ce changement des petites dents contre des grandes fait sentir qu'il est souvent nécessaire d'aider la nature, et qu'il est à propos d'ôter des dents temporaires avant l'apparition des permanentes. Si l'on fait ces extractions à propos, la seconde série se formera dans l'ordre qui lui est assigné » (chap. v, p. 54).

5. « Il est souvent utile, pour faciliter la sortie d'une dent, d'arracher la dent temporaire voisine ou adjacente ; car nous savons, d'après ce que nous avons dit sur le changement de volume des dents, que, à moins que toutes les dents ne tombassent à la fois ou que l'ordre de leur chute d'avant en arrière ne fût perverti, les incisives et les cuspides de la seconde dentition doivent manquer d'espace jusqu'à ce que les molaires soient tombées : aussi est-il souvent d'usage d'arracher une dent temporaire placée plus en arrière, et il serait peut-être bon après tout d'arracher toujours au moins la première molaire, et peut être aussi quelque temps après la seconde. » (*Hist. naturelle des dents*, 1re partie, p. 74, trad. Richelot, 1847.)

DEUXIÈME PARTIE

DES ANOMALIES DE DISPOSITION

CHAPITRE Ier

DENTITION NORMALE.

Sur une mâchoire adulte, alors que toutes les différentes parties ont évolué normalement, nous constatons que toutes les dents supérieures recouvrent les dents inférieures et les débordent, bien qu'implantées sur une ligne parabolique de courbure plus prononcée. De là, la nécessité pour les dents de s'incliner suivant certaines directions. Les dents de l'arcade supérieure ont une direction oblique de haut en bas et de dedans en dehors, d'autant plus inclinée, qu'elles sont plus rapprochées de la symphyse.

A la mâchoire inférieure, les dents sont inclinées de dehors en dedans et de bas en haut, et d'autant plus obliques qu'elles s'éloignent plus de la symphyse du menton, c'est-à-dire des dents médianes; normalement, les médianes peuvent être considérées comme ayant une direction verticale.

On n'observe guère, en effet, l'inclinaison antérieure des dents de la mâchoire, inférieure que dans le cas de prognathisme total, ce qui donne alors à la face un caractère particulier, qui rappelle les types de race inférieure, caractère qui, d'après les théories Darwiniennes, constituerait un phénomène de retour ou de réversion.

Si, maintenant, nous comparons l'aspect général des deux arcades entre elles (et c'est le point de vue le plus intéressant pour la pratique), nous voyons qu'elles diffèrent essentiellement.

L'arcade supérieure a une forme régulière dont l'évasement s'accentue à la région antérieure.

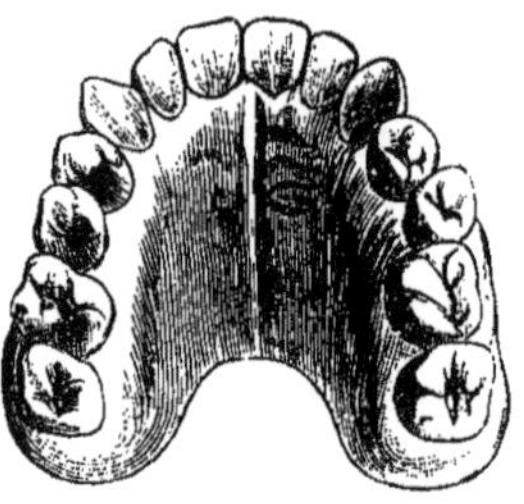

Fig. 11. — Évasement de l'arcade supérieure.

Une seconde petite molaire se trouve en rotation axile de près de 180° (*Coll. pers.*).

L'arcade inférieure, du moins pour la portion de la parabole qui correspond à la région incisive, peut-être regardée comme une portion de cylindre, tandis que, dans leur partie postérieure, les branches se tordent sur elles-mêmes en s'inclinant fortement en dedans.

A l'arcade supérieure, toutes les faces triturantes des dents se trouvent dans un même plan, tandis que, pour la mâchoire inférieure, le plan qui correspond aux faces homologues des molaires viendrait couper les incisives en un point variable suivant les sujets, et situé à quelques millimètres au-dessous de leur rebord tranchant.

Cette surélévation permet ainsi aux dents du bas de venir frapper les dents homologues de la région supérieure par leur face postérieure; c'est ce chevauchement qui normalement constitue ce qu'en technique dentaire on est convenu d'appeler *le croisé*.

Telles sont les relations d'ensemble des deux arcades entre elles. Mais les dents de ces deux arcades affectent, soit dans leurs rapports avec les dents de l'arcade opposée, soit dans leurs rapports réciproques, des positions fixes et déterminées, dont nous allons nous occuper.

Appellation des dents. — Avec les anciens auteurs et avec Blandin, nous désignerons les dents d'après leur caractère fonctionnel et non d'après certains caractères naturels, anatomiques, ainsi qu'on a voulu le faire dans ces derniers temps[1] : caractères fugaces qui peuvent manquer, échapper à un examen superficiel, ou disparaître rapidement par le fait de l'usage : aussi laisserons-nous de côté le mot *cuspide* employé par bon nombre d'auteurs pour désigner certaines dents[2]. Du reste, la multiplicité de ces dénominations entraîne la confusion, tous les auteurs se servant, alternative-

---

1. Broca, Bulletin de la Société d'anthropologie, 1879, t. II, p. 129.

2. On sait que toutes les dents sont plus ou moins cuspidées, c'est-à-dire formées théoriquement par l'agglomération de petits cônes. Si donc on prend comme base de classification ce caractère, ce type primitif conoïde, représenté par la canine dans la série dentaire, il faut le suivre en entier, ne pas le réserver pour une seule variété et dénommer chaque dent par le nombre de ses tubercules ; y arriverait-on, que cela ne suffirait pas encore, il faudrait spécifier en indiquant l'ordre de groupements de ces tubercules, disposition qui, nous le savons, se trouve en rapport avec le mode fonctionnel de l'organe, si l'on ne veut s'exposer à confondre une deuxième grosse molaire supérieure avec une incisive, qui toutes deux sont des tricuspidées.

ment et indifféremment, dans une même description, des termes synonymes de *bicuspidées*, de *petites molaires*, de *prémolaire*, de *fausses molaires*, etc.

Dans cette synonymie, les grosses molaires sont des multicuspidées, et les incisives, au point de vue anatomique, aussi cuspidées que les autres, deviennent des cunéiformes.

Pour plus de netteté, nous admettrons deux grandes divisions qui jettent de la lumière là où l'introduction de la désignation d'après le nombre des tubercules amène la confusion :

1° En avant les incisives, modification du type primitif, conoïde, représenté par la canine ;

2° En arrière les molaires, avec une disposition différente des tubercules; disposition appropriée dans chaque ordre à son mode fonctionnel.

Les incisives se divisent en grandes et petites, ou mieux en médianes et en latérales, puis les canines, qu'on peut faire entrer dans la même classe, ainsi qu'Étienne Geoffroy Saint-Hilaire le faisait pour les canines des rongeurs; enfin, les molaires, divisées également en petites et grosses.

Si pour plus de simplicité on veut résumer en une formule ces différents rapports, on aura pour la dentition permanente la formule dentaire ordinaire suivante :

$$\text{Incisives, } \frac{4}{4}; \quad \text{canines, } \frac{2}{2}; \quad \text{molaires, } \frac{10}{10} = 32,$$

ou, la développant pour les besoins de l'étude des anomalies de nombre, nous aurons :

INCISIVES.		CANINES.	MOLAIRES.	
méd.	lat.	g. d.	pet.	gr.
1-1	1-1	1-1	2-2	3-3
1-1	1-1	1-1	2-2	3-3

Rapport des dents entre elles. — Pour déterminer ces rapports, nous attribuerons aux dents deux axes : l'un, dirigé suivant la longueur, ou *grand axe ;* l'autre, dirigé suivant l'épaisseur, c'est-à-dire de dehors en dedans, ou *petit axe.*

Si, pour l'arcade supérieure, nous pratiquons une coupe suivant un plan horizontal passant par le collet de toutes les dents, nous constatons que, pour les huit dents antérieures, les petits axes des sections sont tous dirigés de dehors en dedans, de manière à concourir, en un point situé sur la ligne médiane, à 1 cent. 1/2 environ en arrière de l'arcade

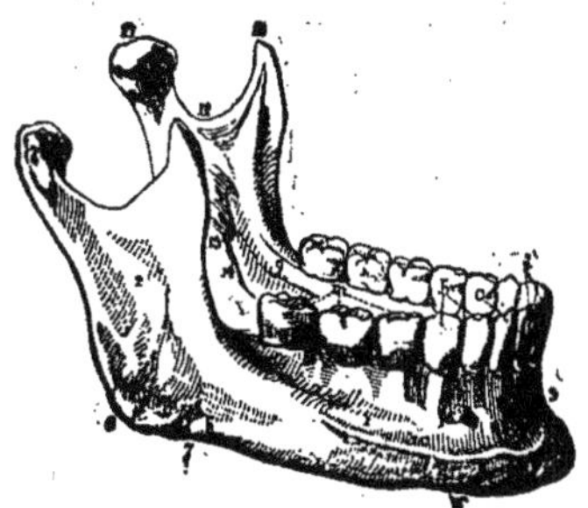

Fig. 12. — MACHOIRE INFÉRIEURE NORMALE
(*Destinée à montrer la direction des grands axes des dents*).

dentaire ; les molaires ont leurs petits axes parallèles à celui des premières petites molaires.

Les grands axes des molaires peuvent être considérés comme situés dans des plans parallèles ; les grands axes des dents de la région antérieure paraissent converger vers un point qui correspond sensiblement au sommet de l'apophyse *crista-galli.*

A la mâchoire inférieure, les choses se passent plus simplement : les grands axes de toutes les dents peuvent être considérés comme situés dans des plans parallèles.

Si maintenant nous superposons les deux arcades dentaires, nous voyons : qu'à l'état normal, le plan médian passe par l'interstice des incisives centrales ; que la canine supérieure correspond à l'intervalle de la canine et de la première petite molaire inférieure ; que la première petite molaire supérieure correspond à l'intervalle des deux petites molaires inférieures, et la deuxième à l'intervalle de la deuxième petite molaire et de la première grosse molaire du bas ; enfin, la première grosse molaire supérieure déborde légèrement sur la seconde grosse molaire inférieure.

Tels sont sommairement la disposition et les rapports naturels utiles à connaître, car toute dent s'écartant de ces données continuera une anomalie de disposition.

———

CHAPITRE II.

ANOMALIES.

M. Magitot établit[1] neuf variétés d'anomalie qu'il répartit de la manière suivante :

I. Anomalies de forme......
- Coronaire.
- Radiculaire.
- Totale.

II. Anomalies de volume....
- Augmentation ou géantisme.
- Diminution ou nanisme.

III. Anomalies de nombre....
- Absence congénitale.
- Diminution numérique.
- Augmentation numérique.

1. Magitot, *loc. cit.*

IV. Anomalies de siège....... { Transposition simple. / Hétérotopie par migration. / Hétérotopie par genèse.

V. Anomalies de direction .. { Rétroversion. / Antéversion. / Inclinaison latérale. / Rotation sur l'axe.

VI. Anomalies d'éruption .... { Éruption précoce. / Éruption tardive. / Chute précoce. / Chute tardive.

VII. Anomalies de nutrition.

VIII. Anomalies de structure.

IX. Anomalies de disposition.

Nous confondrons, sous le nom générique d'anomalies de disposition, les variétés IV, V et IX ; et encore de la savante classification de Magitot ne retiendrons-nous que les malformations qui, justiciables d'un traitement, rentrent dans le cadre clinique que nous nous sommes tracé.

Remarquons d'abord que la transposition simple n'est qu'une erreur de lieu : nous donnerons donc à la classe IV le titre général d'*Hétérotopie*. Quant aux expressions d'antéversion et de rétroversion, employées pour désigner les anomalies dans lesquelles les dents viennent faire saillie en avant, ou sont projetées en arrière, nous les conserverons, puisqu'elles sont dès à présent du domaine de la science dentaire, quoique l'on eût pu, avec autant de justesse, croyons-nous, employer les expressions d'antéflexion et de rétroflexion. On sait en effet que dans ces anomalies le grand axe ne conserve pas toujours sa rectitude et se trouve incurvé soit en dedans, soit en dehors. Quoi qu'il en soit, et comme, du reste, cela n'amène aucun changement au point de vue du traitement, nous conserverons leur signification ordinaire aux mots antéversion et rétroversion et nous désignerons sous le nom de latériversion l'inclinaison latérale.

Nous laisserons de côté les troubles plus ou moins profonds survenus dans la morphologie du squelette, et qui constituent le prognathisme total, anomalie dont on n'a que peu ou pas occasion de s'occuper, au point de vue orthodontosique ; seules, les anomalies de disposition relatives formeront le sujet de notre discussion. — Ces anomalies peuvent être rapportées aux six types suivants :

1° A. par *Hétérotopie ;*

2° A. par *Antéversion ;*

3° A. par *Rétroversion ;*

4° A. par *Latériversion ;*

5° A. par *Rotation ;*

6° A. par *Émergence.*

§ 1. — ANOMALIES PAR HÉTÉROTOPIE.

Magitot définit l'hétérotopie dentaire « la production d'une dent hors du lieu où elle est placée normalement » et admet trois variétés :

1° Transposition simple : la dent prend la place d'une autre et réciproquement ;

2° Déplacement hors de l'arcade : la dent apparaît sur un point plus ou moins éloigné du bord alvéolaire, tandis que la place où elle devait siéger normalement reste vacante ;

3° Hétérotopie par genèse : les arcades dentaires étant au

complet, il y a apparition d'une dent sur un point quelconque du corps[1].

De cette classification nous ne conserverons que la dernière variété, l'hétérotopie par genèse. Nous confondrons, sous le nom d'*hétérotopie par migration*, les deux premières variétés, qui comprennent en définitive des dents qui prennent naissance sur le cordon dentaire.

Hétérotopie par migration. — Si, en l'absence de tout obstacle apparent, la dent, par suite d'une évolution capricieuse, vient à cheminer dans le maxillaire et apparaître en un point tout autre que son lieu d'élection normal, nous donnerons à ce genre de migration le nom de *migration primitive*. Mais, si la migration de la dent reconnaît pour origine une cause quelconque, venant entraver ou faciliter dans un sens ou dans un autre son évolution normale, nous désignerons cette deuxième forme de migration sous le nom de *migration consécutive* ou *secondaire*.

D'après leur origine, ces deux variétés d'hétérotopie se distingueront facilement par cette considération que la dent en migration primitive est le plus souvent *isolée*, tandis que dans la migration secondaire l'hétérotopie porte généralement sur deux dents voisines, à moins que l'obstacle ne soit représenté par une dent temporaire, transformée en corps inerte par suite de la mortification de la pulpe.

A. *Migration primitive.* — Les déviations primitives étant indépendantes des obstacles qui peuvent être apportés à l'évolution des dents, nous sommes obligés d'en rapporter l'origine à un vice de développement du cordon dentaire ou

1. Magitot, *loc. cit.*, p. 197.

plutôt, ce qui sera plus exact, à un défaut de parallélisme entre le développement du cordon et celui du maxillaire. Supposons en effet que, par une cause quelconque, mais tenant exclusivement au développement de l'une de ses parties, la longueur du cordon dentaire devienne supérieure à celle de la gouttière maxillaire : le cordon sera obligé de s'infléchir et la position de son extrémité déterminera la position et la direction de la dent.

De toutes les dents, les canines et surtout celles du haut semblent plus spécialement prédisposées à la migration primitive.

Laissant de côté les quelques cas rapportés par Tomes, nous citerons les exemples suivants, que nous avons rencontrés dans la collection du musée de l'amphithéâtre des hôpitaux[1] :

Nº 564. — Tête d'adulte : denture régulière, sauf à gauche, où la canine temporaire persiste, tandis que la dent permanente en hétérotopie arrive, montrant sa pointe, en arrière des médianes, au niveau du canal incisif.

Nº 868. — Tête d'adulte, maxillaire supérieur : toute la série des dents existe, voire même les dents de sagesse ; à la région antérieure de la voûte palatine on remarque à droite un renflement déterminé par la dent canine, qui s'y trouve incluse ; la canine de lait persiste.

Nº 1036. — Tête d'un sujet de 50 ans : la denture est régulière ; cependant, à l'arcade dentaire supérieure, on remarque un vide, correspondant à l'emplacement de la canine ; la dent de lait n'existe plus et la dent permanente s'est inclinée d'arrière en avant, venant poindre derrière l'incisive médiane.

Nº 1090. — Maxillaire supérieur bien développé : les incisives latérales font cependant défaut ; à droite, la canine temporaire persiste, et la dent permanente évolue suivant une direction oblique d'arrière en avant. Les premières petites molaires de chaque côté sont en rotation (la face jugale regarde en arrière). Dents écartées ; à gauche, cet écartement atteint près d'un demi-centimètre entre les deux grosses molaires ; les dents de sagesse font défaut.

1. Je ne puis moins faire ici que de remercier publiquement M. le Dʳ Tillaux de l'empressement avec lequel il a mis à ma disposition toutes les ressources si curieuses et pourtant si peu connues, du moins en ce qui concerne spécialement l'*Art dentaire*, du musée de l'amphithéâtre des hôpitaux.

Nº 1094. — Tête d'adulte : dentition régulière, sauf à droite, où il y a persistance de la canine temporaire et évolution de la dent permanente correspondante en arrière de l'incisive latérale droite.

Nº 1123. — Adulte : dents volumineuses, disposées régulièrement ; à droite, la canine temporaire complète la série et la dent permanente évolue obliquement d'arrière en avant et de haut en bas, pour venir se montrer immédiatement en arrière de l'incisive médiane.

Nº 1194. — Arcade supérieure : à droite, la canine temporaire persiste et la dent permanente évolue obliquement dans la voûte palatine ; à gauche, la première petite molaire est en rotation de 45° et la 3° grosse molaire est inclinée obliquement d'arrière en avant ; à droite, la dent de sagesse manque, bien qu'un espace de près de un centimètre existe.

Nº 1831. — Pièce anatomique, arcade supérieure : pas de petite incisive droite, la canine permanente en occupe la place ; un intervalle de plus de 3 millimètres existe entre cette dent et la première petite molaire ; à gauche, la denture est normale, cependant la seconde petite molaire est en rotation.

Nº 2018. — Tête adulte : toutes les dents existent, régulièrement disposées ; à droite, une légère dépression existe, à l'endroit même de l'emplacement de la canine. La table externe enlevée laisse voir la canine permanente évoluant obliquement, dans l'épaisseur même du maxillaire, pour venir sortir sur la ligne médiane, immédiatement en arrière des incisives. — (Cette préparation porte comme légende : *dent supplémentaire du maxillaire inférieur*.)

Nº 2016. — Préparation, tête d'adulte : plusieurs molaires manquent, mais la région incisive est intacte. A l'arcade supérieure, les deux canines de lait persistent avec leurs racines entières ; la table externe du maxillaire, enlevée, laisse voir les deux canines permanentes, incurvées sur elles-mêmes, et venant se rencontrer pointe à pointe sur la ligne médiane en arrière des grandes incisives. — (Cette pièce porte comme légende : *Déviation des incisives*.)

Les trois observations suivantes ont été recueillies au musée Dupuytren :

Nº 21. — Maxillaire supérieur gauche : canine évoluant au milieu du maxillaire ; la canine temporaire n'existe plus.

Nº 63. — Maxillaire supérieur : denture complète ; la canine droite temporaire persiste et la dent permanente évolue obliquement dans le palais (*Marjolin et Rullier*).

Nº 66. — Maxillaire inférieur : première petite molaire permanente, ayant évolué obliquement de gauche à droite et de bas en haut, pour venir se terminer dans une excavation, de 2 centimètres de diamètre environ, au niveau même de la symphyse (*Oudet*).

Sur plus de 400 crânes qu'il nous a été donné d'examiner, nous avons donc trouvé 15 cas d'hétérotopie des canines en *migration primitive*.

Si nous les réunissons à ceux qui nous sont personnels, au nombre de neuf, nous arrivons au chiffre total de 24 et, chose remarquable! presque tous ces cas existent à droite, à moins que les deux canines ne participent à la migration.

Cette anomalie peut également se présenter pour la première dentition. Nous en avons, pour notre part, rencontré plusieurs cas, mais malheureusement nous n'avons pu obtenir le moulage que d'un seul, chez lequel la canine supérieure droite se trouvait occuper la place de la petite incisive.

Comment expliquer cette prédisposition de la canine droite à la déviation? Nous ne saurions le faire, en l'état actuel de la science; ce qu'il y a de certain, c'est qu'on ne saurait mettre en cause l'action perturbatrice de la dent temporaire, puisque, dans la majeure partie des cas observés, nous avons constaté qu'elle n'existait plus ; dans le cas particulier, très remarquable, cité plus haut, l'hétérotopie portait même sur une dent temporaire.

Cette déviation, ainsi que nous l'avons dit et ainsi que le montre la fig. 13, peut également porter sur les grosses molaires. Cette observation nous montre, en effet, la seconde et la troisième grosses molaires en hétérotopie; ici encore on ne saurait invoquer comme cause de la déviation, ni la dent temporaire, ni la branche montante du maxillaire, puisque la déviation porte sur deux molaires permanentes et que d'ailleurs l'anomalie siège à l'arcade supérieure. La dent symétrique opposée est normale et normalement disposée.

Nous ne ferons que citer pour mémoire les hétérotopies simples, qui peuvent se présenter, ainsi que nous l'avons laissé entrevoir plus haut, à de grandes distances. On a trouvé, en effet, une incisive dans l'épaisseur de la cloison des fosses nasales[1], dans la fosse canine, sur le plancher de la bouche, sous la face inférieure de la langue[2].

Les déplacements des petites molaires sont moins fréquents. Ils se montrent plus particulièrement à la mâchoire

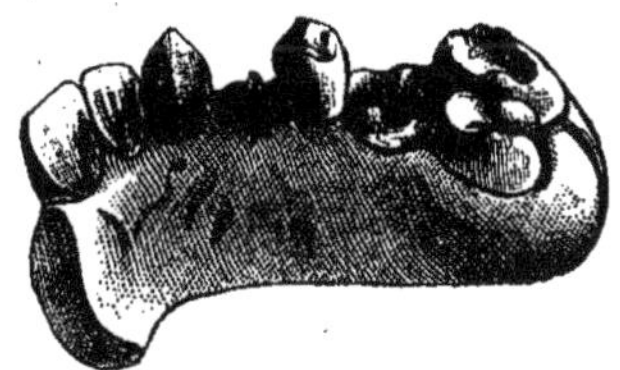

Fig. 13. — Hétérotopie des deux dernières grosses molaires.
Arcade supérieure gauche (Coll. pers.).

supérieure; les dents sont alors, généralement, situées en dedans de l'arcade.

Pour les grosses molaires, les déplacements sont moins connus[3], du moins pour ce qui regarde les premières.

Quant aux dents de sagesse, qui à elles seules présentent, surtout les inférieures, plus de complications et d'accidents sérieux que toutes les autres dents réunies, elles vont également, au point de vue des anomalies de position, présenter les plus grandes variétés.

C'est ainsi que, quelquefois, on en trouve à la partie postérieure du maxillaire inférieur, tantôt couchées plus ou

1. Hétérotopie d'une molaire située au milieu du palais (*Musée odont. de Londres*).
2. Musée de l'Université de Berlin. *Galerie d'anthropologie*, n° 1349.
3. Musée de la Société odontologique de Londres.

moins horizontalement dans le corps de l'os ; tantôt accolées sur les faces internes ou externes de l'os ; tantôt, enfin, dirigées obliquement, soit du côté de la langue, soit du côté de la joue.

Le docteur Fuzier cite le cas d'une dent de sagesse siégeant dans l'épaisseur et à la partie inférieure de la branche montante du maxillaire inférieur[1]. Cartwright rapporte le cas d'une dent ayant apparu sur la peau de la région sous-maxillaire, au niveau de l'angle de la mâchoire[2]; Saunders rapporte le fait de deux dents de sagesse inférieures situées dans l'échancrure sigmoïde du maxillaire inférieur[3]. Enfin, la belle collection de Désirabode, disséminée aujourd'hui, renfermait une grande variété de toutes ces anomalies, très intéressantes au point de vue nosologique.

B. *Migration secondaire.* — Toutes les dents ne sont pas sujettes à la migration secondaire et les faits rapportés ne sont pas nombreux. On n'en connaît pas d'exemple pour les dents temporaires. Pour les dents permanentes, Miel[4] cite le fait d'une canine supérieure ayant pris la place de la première petite molaire et réciproquement.

Tomes[5] parle d'une canine supérieure gauche occupant la place d'une incisive latérale et réciproquement, avec persistance de la canine temporaire. Magitot[6] rapporte deux cas dans lesquels il y a un véritable échange :

1° Entre la canine et la première molaire gauche;

2° Entre la canine et la petite incisive gauche.

1. Archives générales de médecine, 1872-73, t. XX, p. 685.

2 et 3. Musée de la Société odontologique de Londres.

4. *Journal de médecine*, 1817, t. XL, p. 38.

5. Chirurgie dent., tr. Darin

6. *Loc. cit.*

Personnellement, nous avons eu maintes fois l'occasion d'observer cette variété d'hétérotopie. Nous ne reproduirons

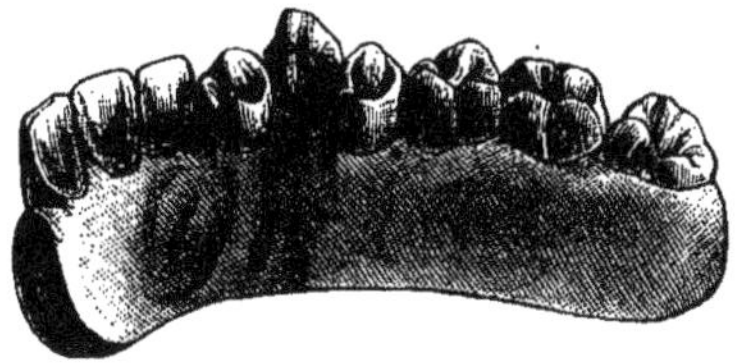

Fig. 14. — Hétérotopie, par migration double, de la canine et de la première petite molaire gauche (*Coll. pers.*).

que deux cas représentés fig. 14 et 15 et se rapportant à la migration double de la canine et de la première petite mo-

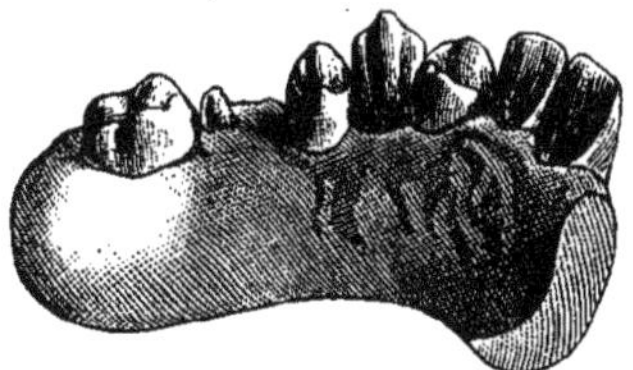

Fig. 15. — Hétérotopie par migration double de la canine et de la première petite molaire droite (*Coll. pers.*).

laire, l'une à droite, l'autre à gauche, et cela, sur des sujets différents.

A ces deux observations nous ajouterons l'observation, reproduite plus haut, et portant le n° 1831, dans laquelle nous trouvons la canine droite en hétérotopie, par absence congénitale de l'incisive latérale. Les observations précédentes portent sur le maxillaire supérieur et ne visent que la région antérieure ; cependant cette anomalie se rencontre, quoique plus rarement, sur le maxillaire inférieur, et peut même occuper la région des molaires. Nous pourrions en citer plusieurs cas, qu'il nous a été donné d'obser-

ver. Nous signalerons seulement la disposition anormale
représentée par la figure 16. On compte sur ce maxillaire
inférieur : en avant, les quatre incisives, les deux canines et
les deux premières petites molaires; plus en arrière, et
séparées des premières par un espace d'un centimètre, se
trouvent les secondes petites molaires, puis deux grosses

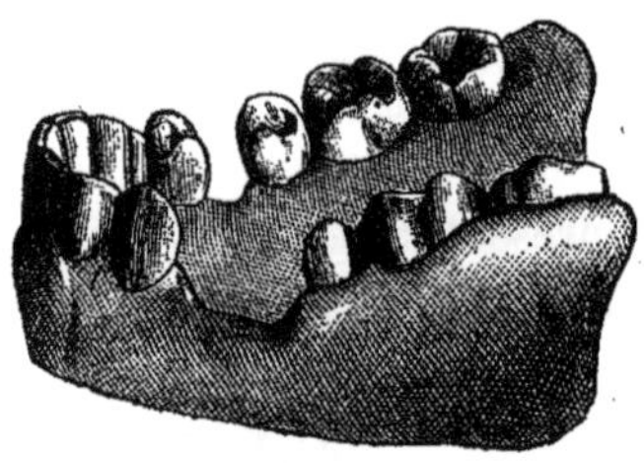

Fig. 16. — HÉTÉROTOPIE BI-LATÉRALE DES SECONDES PETITES MOLAIRES INFÉRIEURES.

*Un intervalle de plus d'un centimètre sépare la première petite molaire de la
seconde.*

molaires qui offrent tous les caractères des dents de douze
ans, et enfin les deux dents de sagesse. Le sujet nous a
affirmé que les dents extraites étaient de grosses molaires,
avec de fortes racines. Vu l'âge du sujet (32 ans), on est
obligé d'admettre qu'au moment où la dentition était complète il y avait migration réciproque de la deuxième petite
molaire et de la première grosse molaire.

Cependant, nous ne pouvons pas, d'après ces seules données, et n'ayant pas eu entre les mains les dents extraites,
affirmer que nous avons affaire à des organes de remplacement. Bien que le sujet n'ait conscience d'aucune extraction antérieure, une seconde hypothèse se présente.

Cette migration ne serait-elle pas plutôt simple, et due,
soit à l'absence congénitale de la première grosse molaire

permanente (fait non encore signalé, que nous sachions, pour la mâchoire inférieure), soit à une extraction précoce de la dent de sept ans? La grosse molaire de lait étant restée en sa place, la deuxième petite molaire aurait évolué dans l'espace laissé libre par la dent enlevée.

Dans la première hypothèse, nous nous trouverions en présence de ce phénomène particulier, que M. Magitot désigne sous le nom de *transposition*, et dont il cherche l'explication dans un entre-croisement des deux cordons dentaires ; il admet ainsi que la même cause, qui tend à porter l'un des cordons dans un sens, ferait dévier l'autre dans un sens opposé. De plus, comme ces anomalies sont plus fréquentes à l'arcade supérieure et paraissent limitées à la partie située en avant des premières grosses molaires, il invoque la nature spongieuse du corps même du maxillaire. Or, dans le cas présent, la transposition porte sur la première grosse molaire du maxillaire inférieur, c'est-à-dire sur une région à peu près constituée exclusivement par de la substance osseuse compacte ; acceptant la seconde hypothèse, nous ne verrons dans cet exemple qu'un cas manifeste d'hétérotopie secondaire.

Ainsi donc, en dehors de la migration du cordon folliculaire, nous croyons que l'on peut admettre d'autres causes, susceptibles d'amener, d'une façon tout aussi plausible, ces différentes variétés d'anomalies de disposition : un défaut de concordance entre l'évolution de l'organe et celle des parties voisines, une éruption tardive ou une chute précoce naturelle ou accidentelle de la dent caduque. — De plus, l'absence congénitale ou acquise d'une dent permanente peut déterminer la sortie, dans une position déviée, d'un organe originairement bien disposé, et comme conséquence amener au delà des limites normales la persistance d'un organe temporaire.

Dans la fig. 17 les deux types d'hétérotopie se trouvent représentés. Nous avons, en effet, d'un côté, à droite, évolu-

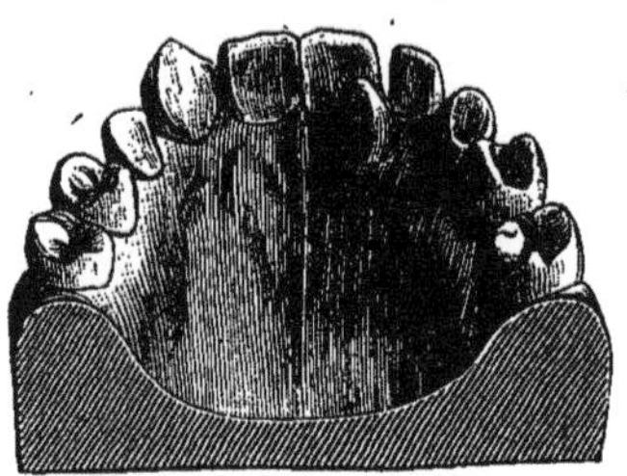

Fig. 17.— Hétérotopie des deux canines.

Absence congénitale de l'incisive latérale droite et persistance des deux canines temporaires (Coll. pers.).

tion de la canine en hétérotopie secondaire, par suite d'absence congénitale de la petite incisive permanente ; à gauche,

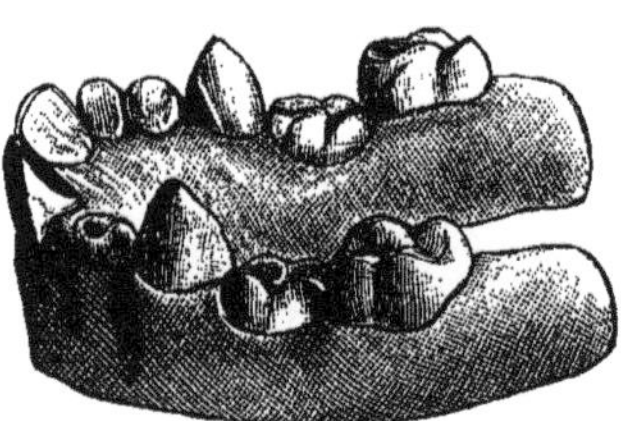

Fig. 18. — Hétérotopie de deux canines permanentes

Ayant amené la résorption physiologique et la chute normale des deux petites molaires de lait, avec persistance des deux dents caduques homologues (Coll. pers.).

hétérotopie primitive de la canine, avec persistance des deux dents temporaires ; signalons la persistance des deux dents caduques homologues.

Dans l'exemple suivant, représenté fig. 18, nous remarquons, chez ce jeune collégien de seize ans, que les seules dents per-

manentes qui aient évolué sont, en allant d'avant en arrière :
les deux incisives médianes, les deux canines et les deux premières grosses molaires ; les incisives latérales, les canines
et les grosses molaires de première dentition persistent. Les
incisives et les grosses molaires de remplacement occupent
leur lieu d'élection normal, mais les canines ont évolué en
hétérotopie et occupent la place généralement réservée aux
premières petites molaires. — Le fait principal qui ressort de
cet examen, c'est que nous nous trouvons en présence d'un
retard dans l'évolution de certaines dents, retard compliqué
d'une anomalie de position des deux canines, hétérotopie
secondaire évidemment due à l'absence des premières petites molaires permanentes, fait que démontrera d'ailleurs
la marche ultérieure de l'évolution. C'est bien plutôt,
croyons-nous, dans cet ordre d'idée, qu'il convient de chercher la vérité, au point de vue de tous ces phénomènes
tératologiques, que d'admettre, ainsi que des auteurs l'ont
prétendu, la transformation sur place d'un follicule qui en-
gendrerait, par exemple, une canine à la place d'une petite
molaire et *vice versâ*[1].

Hétérotopie par genèse. — Sous le nom d'hétérotopie
par genèse on désigne un phénomène qui consiste en ce
que, les arcades dentaires étant complètes, on voit apparaître
sur un point quelconque de l'organisme une dent n'ayant
aucune connexion avec les follicules normaux.

1. Les exemples reproduits ci-dessus (fig. 17 et 18) nous montrent chez deux
sujets différents, dont l'un est âgé de plus de vingt ans, les deux canines de
lait persistantes, du seul fait de l'évolution anormale des canines permanentes.

Ces exemples ne sont du reste pas rares ; nous en possédons, pour notre part,
un certain nombre.

Ces anomalies se présentent, le plus généralement, sous la forme de kystes congénitaux, se terminant soit en s'ouvrant spontanément, soit en abcédant, à la suite d'inflammations successives. Les faits existant dans la science sont très nombreux, et ont été relatés par Lebert, dans un remarquable mémoire sur les kystes dermoïdes.

Nous laisserons de côté ces faits, pour ne mentionner que ceux, moins nombreux, qui se rapportent plus directement à notre sujet. Tel est le fait recueilli par Goubeaux, et rapporté par Magitot, d'une dent située à la paroi interne du crâne et comprimant la masse encéphalique. MM. Robin et Félizet ont présenté à la Société de biologie[1] un cas où, chez un cheval adulte, les deux fosses temporales se trouvaient renfermer chacune une dent cylindroïde.

Nous ne saurions terminer ce paragraphe, consacré à l'hétérotopie, sans mentionner un fait très curieux, observé dans la clinique de mon père. Un sujet d'une cinquantaine d'années portait depuis longtemps un appareil prothétique, lorsque, sans cause appréciable, il se mit à en souffrir. L'examen de sa bouche permettait de constater que les gencives étaient tuméfiées en plusieurs endroits ; sur un point même, il existait une petite ulcération au centre de laquelle un stylet, introduit dans un pertuis, nous fit constater la présence d'un corps dur et poli. Vu l'âge du sujet, notre première idée fut que nous avions devant nous un cas de nécrose du maxillaire supérieur, pouvant reconnaître pour cause le corps dur que nous avions reconnu à l'exploration et qui, vu la sensation produite, ne pouvait être qu'une dent restée incluse. Cependant, cela ne suffisait pas pour expliquer les

---

1. Comptes rendus et Mém. de la Soc. de Biologie, 1863, p. 167.

autres centres inflammatoires, existant également du côté
opposé. Cinq semaines après, le doute n'était plus permis;
plusieurs dents émergeaient au-dessus du maxillaire. Les
dents précédemment tombées étant bien des dents de seconde dentition, nous nous trouvions en présence d'un cas
de troisième dentition manifeste.

Ces nouvelles dents, modifiées dans leur forme, apparais-
saient, ainsi que le montre la figure 19, sans ordre et au
hasard. La première dent qui apparut fut la grosse molaire
gauche, puis une petite molaire droite, puis la canine
gauche, puis l'incisive latérale ; du même côté, les grandes
incisives ne se montrèrent pas, etc. Le moulage reproduit

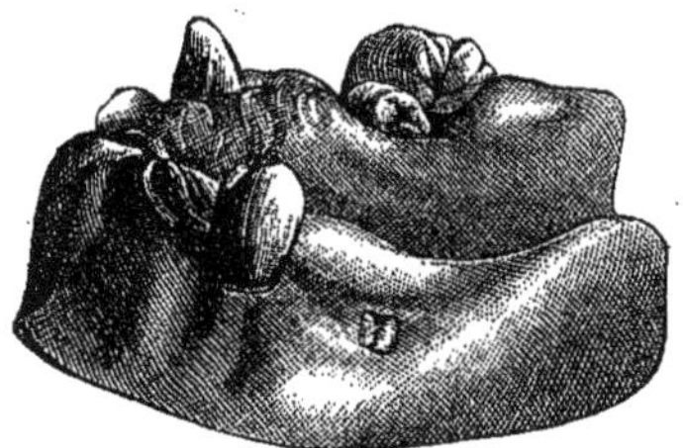

Fig. 19. — Troisième évolution dentaire, après cinquante ans.
*On y remarque des anomalies concernant l'éruption, la position, la disposition
et la nutrition (Coll. pers.).*

(fig. 19) a été pris au moment où une seconde petite molaire
se montrait à droite. La chute suivit de près la sortie de ces
organes; cinq mois à peine s'étaient écoulés, qu'aucune dent
ne restait plus sur l'arcade. Nous avons conservé les dents
que nous avons pu recueillir, et il est facile de reconnaître
que la couronne, comme les racines de ces dents, présentent
des anomalies de nutrition. Rien de semblable ne s'est
montré pour l'arcade inférieure.

Cet exemple est remarquable à un double point de vue :

d'une part, il semble résoudre la question de la possibilité d'une troisième dentition ; d'autre part, on y trouve réunies toutes les anomalies possibles : anomalies d'éruption, de nutrition et de disposition.

En résumé, les faits d'hétérotopie sont très nombreux. Nous ne saurions en citer ici tous les cas multiples, qui intéressent plutôt la science tératologique que l'art dentaire. Pour plus de renseignements, nous renvoyons aux différents travaux qui ont été publiés sur ce sujet, au mémoire de Magitot sur les kystes des mâchoires, et surtout à son traité si intéressant des anomalies du système dentaire dans la série animale.

§ 2. — Antéversion.

On entend par *Antéversion* la projection des dents en avant. Cette difformité est bien plus fréquente à la mâchoire supérieure qu'à la mâchoire inférieure. Au point de vue du nombre et de la position des dents affectées, l'antéversion peut présenter tous les degrés, chaque groupe dentaire, comme nous l'avons dit plus haut, pouvant constituer cette anomalie. C'est ainsi que l'on peut voir les incisives centrales, plus rarement les incisives latérales, ou enfin les canines, participer à cette déviation.

La position peut varier de l'état normal, déjà, comme on le sait, un peu entaché de prognathisme, jusqu'à 90°. Le *Cosmos* (1877) relate l'observation d'un nègre chez lequel les deux incisives occupaient cette position.

Dans les cas de prognathisme nettement accusé, les canines peuvent être entraînées avec la région incisive, ce qui produit alors un intervalle entre ces dents et les premières petites molaires. C'est cet intervalle, appelé *diastéma*, qui, s'accentuant de plus en plus chez les espèces animales placées au-dessous de l'homme, constitue la *barre* chez certains mammifères.

L'hérédité semble jouer un rôle assez considérable dans le prognathisme partiel ou total, mais dans tous les cas qui n'entraînent pas primitivement une déviation des dents canines. Cependant, on rencontre des cas d'évasement exagéré de la région antérieure de l'arcade dentaire supérieure, dans lesquels il est de toute impossibilité d'établir des antécédents.

Dans ces anomalies relatives, dues à des modifications dans la morphologie du squelette de la face et du crâne, la face présente un profil qui lui est propre; la lèvre supérieure est saillante, relevée, et semble trop courte pour recouvrir l'arcade dentaire. Les dents, exposées à l'air, se dessèchent : de là, ce tic particulier de la langue, venant de temps à autre les lubrifier de manière à faciliter le glissement de la lèvre, laquelle d'ailleurs ne peut s'abaisser complètement sans effort. Le profil, qui de la racine du nez jusqu'à l'extrémité des dents incisives, se projetait fortement en avant, subit un retrait brusque, proportionnel à la difformité, pour venir retrouver la ligne normale du menton. Dans certains cas, la bouche est béante ; les arcades dentaires sont séparées par un intervalle qui peut atteindre 10 millimètres ; la langue se montre entre elles, et la prononciation acquiert un caractère particulier, qui vient encore ajouter à la difformité physique.

Indépendamment de l'hérédité et du développement excessif des rebords alvéolaires, on peut encore trouver une cause d'antéversion dans une déformation de l'arcade supérieure ou inférieure. L'anomalie est alors une conséquence du développement anormal ou incomplet des apophyses ptérygoïdes et quelquefois même du sphénoïde tout entier. Cet os, placé comme un coin, ainsi que l'indique son nom, se trouve être le grand régulateur de la base du crâne. Que la parabole de l'arcade inférieure présente une ouverture plus petite que celle de l'arcade supérieure, les incisives viendront alors peser, d'une façon anormale, sur la face postérieure des dents correspondantes du haut et les forceront à s'incliner en avant ; il en est de même pour l'arcade supérieure. Un arrangement régulier de larges dents, dans une mâchoire à parabole peu ouverte, obligera toute la partie antérieure de cette arcade à s'étaler en avant de l'arcade inférieure, restée normale, et toute cette partie se trouvera ainsi en antéversion.

L'éruption tardive ou incomplète des premières dents molaires permanentes produit le même résultat. L'éruption des dents de sagesse peut encore déterminer ces modifications, d'une façon moins appréciable cependant, soit en repoussant en avant toutes les dents, soit en faisant ressortir les petites incisives, en forme d'ailettes. Citons enfin, pour mémoire, la pression mécanique résultant d'habitudes vicieuses, telles que la succion du pouce ou de la langue.

La difformité n'est pas limitée seulement à l'os incisif. Les canines, elles aussi, peuvent être déviées, et quelquefois même être seules atteintes, c'est-à-dire se trouver seules situées en dehors de l'arcade, d'ailleurs régulièrement formée par les autres dents. Elles émergent alors toujours d'un point élevé, se dirigent obliquement en avant et viennent soulever les lèvres, à la manière de deux défenses. Pour nous, cette difformité serait, ainsi que nous l'avons démontré plus haut, un cas de migration secondaire qu'on pourra, dans la majeure partie des cas, attribuer à des extractions intempestives.

Il résulte des observations rapportées plus haut que

la déviation peut porter sur les molaires et même être
unilatérale, c'est-à-dire que les dents molaires conser-
vent d'un côté leurs rapports normaux avec les dents inférieures, tandis que de l'autre côté on voit la petite molaire
correspondre à la canine du bas, et ainsi de suite pour toute
la série, les dents étant toutes déplacées d'un cran en avant,
constituant ainsi une antéversion asymétrique. Aussi sommes-
nous surpris de lire dans Magitot que « l'arcade dentaire
« n'éprouve jamais en totalité la déviation qui constitue
« l'anomalie de direction; la pièce molaire resterait inva-
« riable, et toutes les déviations dans la direction du système
« dentaire seraient exclusives à la région antérieure, compo-
« sée des incisives, des canines; parfois même celles-ci échap-
« peraient à la déviation! » Cette affirmation nous semble
beaucoup trop absolue.

L'antéversion est beaucoup plus rare à la mâchoire inférieure, et même nous ne la rencontrons guère que dans les
cas de prognathisme total, comme dans la macroglossie, où
cette antéversion des dents aboutit à une véritable luxation
de ces organes. Il convient de rapporter à un mécanisme
analogue l'exemple cité par Tomes, dans lequel un renversement considérable de la région mentonnière s'était produit
pendant l'enfance, par la rétraction lente d'une cicatrice de
brûlure de la région antérieure du cou. Nous avons été personnellement témoin d'un cas semblable, durant le cours de
nos études médicales : il s'agissait d'un jeune sujet de 20
à 25 ans; la lèvre avait disparu à la suite d'une brûlure qui
occupait toute la région antérieure du cou; les brides cica-
tricielles avaient opéré une rétraction tellement considérable,
que le maxillaire inférieur était arqué; les dents inférieures
étaient étalées en forme d'éventail, et les incisives occupaient

une position horizontale. L'ankylose de l'articulation temporo-maxillaire peut également amener une obliquité considérable des dents[1]; mais ce sont là des difformités que l'on ne saurait faire rentrer dans le cadre que nous nous sommes tracé.

Nous devons encore citer le n° 51 du musée de l'amphithéâtre des hôpitaux, qui nous présente, chez un sujet adulte rachitique, un menton de galoche très prononcé, dû à un développement excessif du corps même du maxillaire inférieur ; les dents occupent cependant la direction du fil à plomb, et nous trouvons, de chaque côté, entre les canines et les petites molaires, un espace considérable de quatre millimètres, constituant le diastéma.

§ 3. — Rétroversion.

Dans cette difformité, les dents peuvent encore, théoriquement, être considérées comme ayant leurs extrémités radiculaires, c'est-à-dire leurs points d'implantation, situés sur la même ligne parabolique que précédemment, le grand axe de la dent s'inclinant en dedans, pour constituer l'*opisthognathisme*. Ajoutons, en passant, qu'en dehors de ces deux positions extrêmes, l'antéversion et la rétroversion, il existe une position intermédiaire, dans laquelle les dents se rencontrent bout à bout; c'est ce qui constitue l'orthognathisme.

Ainsi donc, dans la *rétroversion*, les dents sont situées en arrière des dents de la mâchoire inférieure, qui, loin de contribuer à la réduction spontanée, tendent à accentuer la

---

1. Musée de l'amphithéâtre des hôpitaux, salle V, n° 2017.

difformité et rendent nécessaire l'emploi des appareils prothétiques.

Le profil de cette disposition anormale est l'inverse de
celui de l'antéversion. La malformation dentaire s'accompagne d'une conformation parfois caractéristique des parties molles : la lèvre supérieure est généralement petite,
courte et rentrée ; la lèvre inférieure épaisse, au contraire,
dépasse en saillie la lèvre supérieure, et le profil se continue plus ou moins obliquement, suivant la proéminence du
menton.

Cette difformité n'est pas, ainsi qu'on l'a dit, spéciale à
l'âge adulte ; on peut l'observer dans la première et dans la
deuxième dentition. Si les cas d'antéflexion sont rares, il
n'en est pas de même pour la rétroflexion ; les exemples
abondent. Elle peut, comme dans la seconde dentition,
présenter toutes les variétés, tant au point de vue de la difformité elle-même qu'au point de vue du nombre des
organes affectés. Magitot affirme d'une manière absolue
que : « ces difformités n'affectent pas les dents temporaires,
« qu'il s'agisse d'anomalies totales ou d'anomalies relatives.[1] »
Nous ne saurions partager son opinion ; on ne peut sans
doute tirer une autre déduction, si l'on admet avec Hunter,
Fox, Tomes, etc., qu'une des grandes causes de ces anomalies est la persistance des dents temporaires ; mais les
faits sont là qui contredisent la théorie.

Pour la rétroversion comme pour l'antéversion, l'hérédité
peut être invoquée. La figure 20 nous offre le cas d'une
atrésie du maxillaire supérieur tout entier, reconnaissant pour
cause une absence congénitale des grosses molaires. Toute la
série des molaires se trouve représentée par un rudiment

1. Magitot, *loc. cit.*, p. 141.

odontoïde ; la mâchoire inférieure était normalement développée. — Dans d'autres circonstances, la difformité peut être
sous la dépendance d'un développement anormal de toutes le^s
parties constituantes de l'arcade supérieure. L'arcade inférieure, bien qu'on ait nié le fait, peut, elle aussi, être
frappée d'irrégularité ; et, si l'on a vu dans son mode de développement et l'époque précoce à laquelle ses deux parties
constituantes se trouvent réunies et soudées une cause évidente de régularité, on a oublié de tenir compte des seules
parties essentiellement modifiables : les branches horizontales

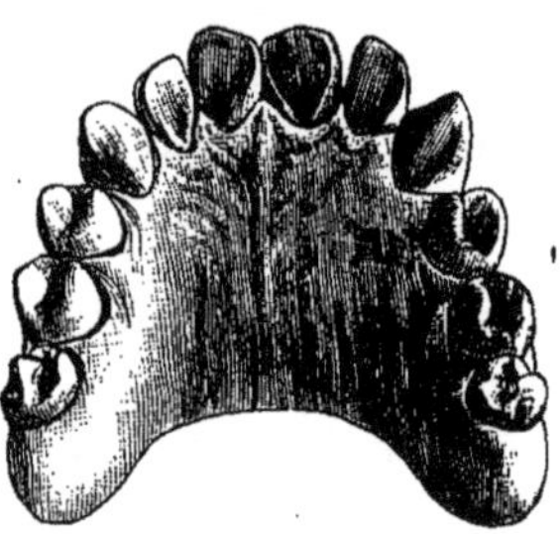

Fig. 20. — ATRÉSIE DU MAXILLAIRE SUPÉRIEUR, CONSÉCUTIVE A L'ABSENCE CONGÉNITALE
DE LA SÉRIE DES GROSSES MOLAIRES.

Un vide de plus de 7 millim. sépare les dents inférieures de la face antérieure
des dents supérieures, situées en rétroversion (*Coll. pers.*).

et les branches montantes de ce même maxillaire, ainsi que
l'ouverture de l'angle formé par la réunion de ces deux parties. Que l'un de ces trois facteurs se trouve modifié dans ses
rapports normaux, l'on aura infailliblement une série de
déviations, variables avec la portion atteinte, tant est indé-
niable le rôle que jouent toutes ces différentes parties, au
point de vue de l'étiologie des malformations qui nous occupent. Dans cet ordre d'idées, le rachitisme, avec ses modifications osseuses, doit en être regardé comme un des éléments principaux, à tel point que l'on pourrait poser la
règle suivante : *Tout sujet en état de rachitisme aura les*

dents en rétroversion, s'il est hydrocéphale; en antéversion, s'il est microcéphale. C'est du moins ce qui ressort des observations suivantes.

Observation I. — M. H [1]. — N° 51.

Rachitique adulte. — Dents régulièrement disposées.

Rétroversion de l'arcade supérieure. — Un intervalle de 5 millimètres existe à la mâchoire inférieure, entre les canines et les petites molaires.

Observation II. — M. H. — N° 53.

Rachitique adulte. — Dents régulièrement disposées. Arcade supérieure en rétroversion.

Observation III. — M. H. — N° 641.

Rachitisme très développé. — Sujet de cinq ans.

Suture frontale non entièrement ossifiée; la fontanelle antérieure présente encore un vide de forme triangulaire, de 1 cent. de large sur 1/2 cent. de hauteur. Maxillaire inférieur globuleux sur les parties latérales; — toutes les dents sont sorties, la grosse molaire seule n'a pas encore atteint le niveau des autres.

Rapport des deux arcades. — Arcade supérieure, entièrement en rétroversion, laissant, entre la face externe des médianes du haut et la face interne des médianes du bas, un vide de plus de 3 millimètres.

Observation IV. — M. H. — N° 644.

Pied bot. — Fracture congénitale du fémur. Dentition en retard.

Maxillaire inférieur mamelonné; les deux incisives médianes seules sont sorties; les incisives latérales et les premières molaires se trouvent au niveau de l'orifice de leurs cryptes. — Pour le maxillaire supérieur, les deux in-

1. Musée de l'amphithéâtre des hôpitaux.

cisives médianes seules sont sorties ; le sommet de la couronne des autres dents affleure l'orifice des autres cryptes.

Rapports. — Remarquons que, dans ce cas, la nature a pris soin de rétablir elle-même la concordance des arcades dentaires, en renversant en dedans le maxillaire inférieur, dont la face externe, sur la ligne médiane, se trouve inclinée d'au moins 45 degrés.

Observation V. — M. H. — N° 646.

Rachitique hydrocéphale; quatre ans.

Taille petite, bosses frontales saillantes ; maxillaire inférieur mamelonné ; la canine est encore incluse dans le maxillaire.

Rapports. — Rétroversion de toute la région incisive.

Observation VI. — M. H. — N° 671.

Enfant de deux ans, rachitique.

Les membres portent à peine des traces de rachitisme ; le sternum, cependant, proémine fortement. La tête est volumineuse, surtout à sa partie postérieure ; les soudures sont incomplètes. Les bosses frontales sont fortement prononcées, et, près de la racine du nez, la suture médiane, non encore ossifiée, présente un intervalle de plus de 1 millimètre ; la fontanelle antérieure est béante et présente une ouverture lozangique, à grande diagonale antéro-postérieure (5 cent. 1/2 sur 2 cent. 1/2). La surface du maxillaire inférieur est mamelonnée et les procès alvéolaires ne sont pas ou sont peu développés ; — la symphyse est marquée par un tubercule saillant. — La dentition est très en retard ; les deux médianes ont seules émergé au-dessus des gencives, les autres dents apparaissent à l'ouverture des cryptes ; la grosse molaire se trouve encore enfermée. A l'arcade supérieure, la grosse molaire seule n'est pas encore sortie de sa crypte.

Rapports. — Les dents de l'arcade supérieure sont en rétroversion ; de plus, les canines sont fortement inclinées en dedans et, à l'arcade inférieure, les incisives latérales sont en rotation.

Pour l'arcade supérieure, la tablette externe, enlevée, laisse voir les dents permanentes déjà déviées ; les médianes sont en rotation *incentrique latérale ;* les petites incisives sont situées anormalement, en avant des grandes ;

à gauche, une dent surnuméraire existe, entre la racine de la petite incisive et celle de la canine.

Observation VII. — M. H. — N° 672.

Enfant de deux ans, rachitique. — Hydrocéphalie commençante.

L'enfant possède ses vingt dents : les six de la région incisive sont en rétroversion ; les centrales chevauchent l'une sur l'autre, la médiane gauche recouvrant la face externe de sa congénère, sur une étendue de 2 mill.; — à l'arcade inférieure, les deux médianes sont fortement inclinées en dedans, cherchant à rencontrer les dents du haut. Le maxillaire inférieur présente, mais à un faible degré, la forme globuleuse ; les procès alvéolaires sont bien développés.

Observation VIII. — M. H. — N° 1749.

Rachitique. — Enfant de sept ans.

Arcade supérieure en rétroversion ; les dents de la région incisive du bas recouvrent celles du haut de plus de 3 millimètres ; toutes les dents temporaires persistent encore ; les premières grosses molaires seules, sont parfaitement sorties.

Nous trouvons, chez ces sujets, cette forme particulière, mamelonnée, qui nous permet de la comparer à une *gousse de haricot*.

Cette disposition à la rétroversion peut également se rencontrer sur des sujets qui ne présentent aucun autre caractère de rachitisme, ainsi que cela existe sur une pièce de notre collection, pièce que nous devons à l'amabilité de M. le docteur Farabeuf.

A toutes ces causes de rétroversion nous devons ajouter la saillie anormale du menton, saillie rare, il est vrai, et enfin une disposition vicieuse des follicules dentaires.

Dans les observations qui précèdent, la rétroversion portait sur la totalité de l'arcade dentaire. Mais cette difformité peut, comme pour l'antéversion, n'intéresser qu'une ou deux dents ; ces cas, alors, rentrent d'emblée dans l'hétérotopie. La rétroversion n'est alors que la conséquence d'une anomalie d'éruption et pourrait avoir son point de départ dans les causes que nous avons signalées précédemment ; la canine, plus que toute autre dent, paraît sujette à cette déviation. Dans l'observation portant le n° 644, nous avons vu le maxillaire inférieur se renverser en dedans et rétablir ainsi les contacts des deux arcades ; ce fait nous paraît général. En effet, dans la majeure partie des rétroversions de l'arcade supérieure, les dents inférieures sont ou droites ou inclinées en dedans, de manière à venir rencontrer les dents supérieures. La nature semble ainsi vouloir, par une direction anormale, résultat d'une espèce d'attraction réciproque, corriger une déformation nuisible au fonctionnement de l'organe. Le plus généralement, les incisives ne laissent pas, entre elles et les premières petites molaires, un espace suffisant pour loger les canines, et alors les canines inférieures sont saillantes. D'autres fois, les canines qui, à la mâchoire inférieure, évoluent avant les petites molaires ou en même temps, participent à l'inclinaison, et une des petites molaires, chargée de fournir la place, se projette le plus généralement en dedans.

§ 4. — Latériversion.

Dans cette anomalie de direction, la dent est inclinée soit d'un côté, soit de l'autre, sans faire saillie ni en dedans ni en dehors de l'arcade dentaire. Cette anomalie peut présenter tous les degrés, jusqu'au renversement complet ; dans ce cas, la dent reste le plus souvent enfermée dans le maxillaire et la déviation est méconnue. — Tomes en a réuni un certain nombre de cas. Personnellement, nous avons pu voir, à l'école pratique, dans le laboratoire de M. le professeur Le Fort, une dent de sagesse (troisième grosse molaire supérieure), située horizontalement d'arrière en avant, la surface triturante venant s'appliquer contre les racines de la deuxième grosse molaire. Le musée de Clamart et le musée Dupuytren en renferment également quelques exemples [1].

L'anomalie peut être congénitale ou acquise.

Les anomalies congénitales sont de beaucoup les plus fréquentes et les plus sérieuses; elles reconnaissent pour cause une anomalie primitive dans la direction du follicule dentaire, ou quelques modifications morphologiques du squelette. Dans ces cas, la déviation est primordiale, c'est-à-dire que la dent apparaît avec sa direction vicieuse.

Les anomalies acquises sont dues aux obstacles que rencontre la dent pendant l'éruption, tels que : affections osseuses, persistance des racines des dents temporaires, privées de vitalité. Nous avons vu que cet accident pathologique, qui s'observe dans la majeure partie des cas, a pour conséquence le désaccord entre la résorption des racines temporaires et l'évolution des dents permanentes. L'extraction des dents permanentes peut également amener cette inclinaison, mais lentement, et d'autant plus tardivement que cette extraction a été faite à un âge déjà avancé. Dans ces cas, les couronnes des deux dents s'inclinent l'une vers l'autre, les racines conservant presque toujours, au début, leur point d'implantation.

---

1. Musée Dupuytren. N° 65. — Inclinaison antérieure de la dent de sagesse de l'arcade inférieure droite; la dent est située horizontalement.

Mus. de l'amphith. des hôp. S. V. N° 2017. Obs. déjà citée.

L'absence congénitale de certaines dents peut, dit Magitot, amener l'inclinaison des dents voisines. Dans ce cas particulier, les dents se rapprochent ; il se produit alors bien plutôt une hétérotopie par absence qu'une inclinaison latérale. On rencontre très souvent cette inclinaison chez les canines qui viennent remplacer les petites incisives manquantes ; les grandes incisives ont leur axe situé dans une direction normale, mais ont voit alors un petit intervalle entre les dents qui s'écartent et on peut observer un géantisme des grandes incisives. — Nous ne voulons pas parler ici des dents gémellaires.

Une et même plusieurs dents peuvent manquer, les espaces rester béants et les organes voisins n'en conserver pas moins leur rectitude normale. C'est ce que confirment les deux observations suivantes : le sujet de la première observation (dame de 35 ans environ), n'ayant jamais porté d'appareil, présente une absence congénitale des incisives latérales supérieures, ainsi que des petites molaires des deux arcades ; non seulement les incisives centrales supérieures ne sont pas penchées du côté de l'espace vide, mais elles présentent même une légère inclinaison vers la ligne médiane, c'est-à-dire du côté opposé. Chez le sujet de la seconde observation (dame du même âge), qui ne porte un appareil que depuis quelques années, on constate l'absence, également congénitale, des incisives de l'arcade inférieure, et cependant les canines ne se sont pas inclinées. — On ne peut nous objecter la présence d'appareils prothétiques qui, portés dès l'origine, auraient, sinon redressé, du moins empêché l'inclinaison ultérieure des dents. Ces exemples ne sont pas, du reste, aussi rares qu'on voudrait le croire.

On comprend difficilement comment un observateur aussi

rigoureux que Magitot a pu dire que la déviation dont il s'agit « se produit toutes les fois qu'une dent rencontre dans le cours de son éruption : d'une part, un obstacle plus énergique que l'effort qu'elle exerce sur elle-même ; d'autre part, un espace vide voisin, dans lequel elle peut s'incliner. On observe, dit-il, cette déviation lorsque, par suite de l'absence congénitale de certaines dents, les voisines, n'étant plus maintenues à leur place et dans leur direction naturelle, se dirigent vers cet espace et ne s'arrêtent dans ce mouvement que lorsqu'elles trouvent, dans une dent placée à certaine distance, un point résistant qui les fixe. L'anomalie peut affecter indifféremment toutes les dents lorsqu'elles se trouvent dans les conditions que nous venons d'indiquer[1]. » Magitot[2] cite le cas représenté pl. XII, fig. 15, qui prouve justement le contraire de ce qu'il avance. La canine, en effet, est située en dehors de l'arcade, et la première petite molaire, accolée contre l'incisive, laisse entre elle et la première grosse molaire permanente un espace équivalent à la deuxième petite molaire, dont on peut constater l'absence congénitale.

Et, cependant, la première petite molaire n'est pas venue prendre la place résultant de l'absence congénitale de la deuxième ; elle s'est portée sur l'incisive, de telle sorte que la canine, descendant normalement, n'a pu la faire reculer, suffisamment du moins, au moment de l'observation.

Pour les molaires, ces déplacements se présentent rarement ; et, quand on les rencontre, ils constituent la complication insignifiante d'une déviation, soit en dedans, soit en

1. Magitot, *loc. cit.*
2. *Loc. cit.*

dehors de l'arcade dentaire. Devons-nous, comme d'autres, en chercher la cause dans ce fait, que les dents évoluent dans un espace entièrement libre? Nous préférons admettre l'action directrice des dents voisines et la pression ultérieure des dents contiguës, pression qui s'exerce d'arrière en avant d'une façon manifeste, et qui amène l'exagération ou la réduction de certaines anomalies, ainsi que nous l'avons montré au sujet des petites molaires supérieures. Car la dent de sagesse, qui jouit d'une égale liberté, est cependant celle qui, dans la série des molaires, va présenter le plus grand nombre d'anomalies.

Mais ce n'est pas ici le lieu de nous occuper d'une manière spéciale des anomalies si complexes des dents de sagesse : dans la majeure partie des cas, elles échappent à nos moyens de traitement, et serions-nous en état d'y remédier, que la réduction n'en est jamais désirée. Les complications et accidents qu'entraînent ces évolutions vicieuses sortent d'emblée du cadre de la chirurgie spéciale dentaire, et appartiennent à la classe des grosses complications chirurgicales[1].

Nous ne ferons donc qu'indiquer sommairement les différentes positions que ces dents peuvent occuper.

C'est surtout à la mâchoire inférieure que ces anomalies déterminent les accidents les plus sérieux.

Les inclinaisons en avant et en dedans sont, pour ainsi dire, la règle; elles sont aussi les plus importantes au point de vue spécial qui nous occupe, en raison des modifications ultérieures qu'elles déterminent, presque toujours, dans les rapports des deux arcades. Les inclinaisons en arrière et en de-

____

. 1Heidenreich, thèse d'agrégation, Paris, 1878.

hors sont beaucoup moins fréquentes. A un âge avancé, alors
que la charpente osseuse ne se prête plus aux différentes modifications nécessitées par cette évolution, nous avons les
accidents graves, les grosses complications dont nous avons
parlé. Chez l'adulte, les déplacements se traduisent par une
modification, quelquefois totale, dans les rapports des deux
arcades, modifications amenant un prognathisme particulier, que l'on pourrait caractériser d'*accidentel*. C'est un
cas semblable que, tout dernièrement encore, il nous a été
donné d'observer chez une jeune personne de vingt ans, dont
les arcades dentaires avaient été jusque-là un modèle de perfection. Chez cette malade, qui depuis plus de huit mois
éprouvait des douleurs vagues erratiques, se répandant quelquefois dans toute la tête et qu'elle appelait ses *douleurs névralgiques*, les deux arcades, par suite de l'évolution des
dents de sagesse, sont aujourd'hui séparées sur la ligne médiane par un intervalle de plus de trois millimètres, la région
incisive supérieure tout entière se trouvant déjetée en avant.
Dans certains cas, que l'on pourrait appeler favorables, cette
pression, *vis à tergo*, se limite aux petites incisives, qui sont
alors fortement projetées en avant.

Inclinaison en avant. — L'inclinaison est quelquefois exagérée, au point que la couronne devient inférieure
et la racine est alors dirigée vers la cavité buccale. Meckel [1]
et Tomes [2] en citent chacun un cas ; le Musée de l'amphithéâtre des hôpitaux en renferme un bel exemple [3].

1. Manuel d'anatomie générale, 1825, tome III.
2. Chirurgie dentaire, 1873, p. 166.
3. Musée des hôp., n° 2017. Renversement total de la troisième grosse molaire gauche inférieure ; la couronne de la dent regarde en bas. Toutes les dents

7

Le plus souvent, la dent se porte en avant, dans le sens antéro-postérieur, soit obliquement, soit horizontalement; la couronne de la dent de sagesse vient alors heurter la face postérieure de la deuxième molaire, soit sur la couronne, soit au niveau du collet, soit au-dessous. La compression s'effectuant alors en arrière, sur les parties qui répondent aux racines de la dent, c'est-à-dire sur le tissu osseux du maxillaire, une ostéite survient, puis une nécrose, plus ou

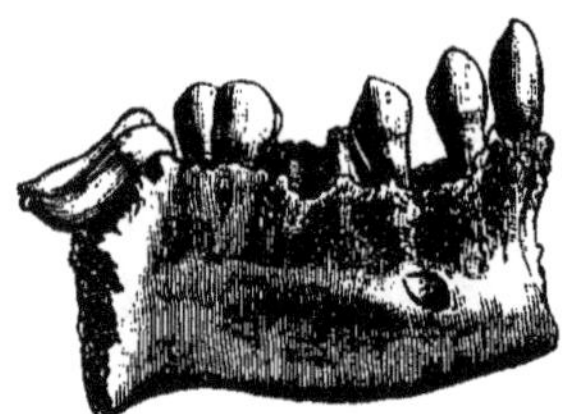

Fig. 21. — INCLINAISON EN AVANT DE LA TROSIÈME GROSSE MOLAIRE INFÉRIEURE DROITE.
(*Coll. pers.*)

moins étendue, entraînant toujours des conséquences graves, quelquefois mortelles.

S'il y a simple soulèvement de la muqueuse, il suffit de détruire, par l'excision ou la cautérisation, le lambeau sus-jacent.

Si les accidents se sont compliqués de phlegmon ou d'abcès, il faut pratiquer l'avulsion, au moyen de l'instrument le mieux approprié, sans accorder une préférence exclusive à la *langue-de-carpe*, comme le conseille Magitot. Dans un grand nombre de cas, lorsque la dent est insaisissable, on enlève la seconde molaire; si les accidents ne disparaissent pas, on dégage du moins la dent de sagesse, qui alors évolue rapide-

de cette pièce, très curieuse, sont inclinées en dehors, déterminant un prognathisme de déformation, résultat de l'ankylose de la mâchoire inférieure.

ment. On est toujours libre, si les accidents persistent, d'enlever cette dent dans une seconde opération.

Inclinaison en arrière. — La dent soulève la muqueuse et forme une cavité qui devient un réceptacle de matières et de détritus étrangers ; la muqueuse, frappée et triturée incessamment par la dent supérieure correspondante, s'irrite et s'enflamme, et l'on peut par propagation observer, dans certains cas, de la contracture et des phlegmons de la face et du cou.

Inclinaison en dehors. — Cette anomalie est moins fréquente que les deux précédentes ; dans ce cas, la dent repousse la joue, quelquefois même s'enchatonne dans cette dernière, et devient la cause d'ulcérations rebelles, qui ne cessent qu'avec l'avulsion.

Inclinaison en dedans. — L'inclinaison en dedans est la plus rare de toutes les anomalies, du moins à l'arcade supérieure. Elle amène des désordres inflammatoires, analogues aux précédents et toujours plus douloureux, la langue en étant très souvent le siège.

Ces déviations de la dent de sagesse, à la mâchoire inférieure surtout, seraient toujours amenées, d'après M. Magitot, par l'insuffisance de la place qu'elle rencontre, au moment de la sortie, entre la deuxième molaire et la base de la branche montante. Nous ne saurions être aussi absolu, attendu qu'on observe des dents de sagesse, placées horizontalement d'arrière en avant, laissant, entre la partie antérieure de la branche montante et la deuxième grosse molaire, un espace égal à la longueur de la dent, c'est-à-dire supérieur au diamètre de la couronne. Voir les figures 21 et 22.

M. Magitot fait erreur également en disant que : « la dent de
« sagesse présente toujours un développement normal et régu-
« lier, quand la deuxième grosse molaire vient à manquer. »
Deux exemples pris au hasard parmi les nombreux faits
qu'il nous a été donné d'observer vont nous montrer que
cette assertion est dénuée de fondement.

Une dame, âgée de plus de 60 ans, portait depuis un grand
nombre d'années un dentier complet, lorsqu'elle ressentit
dans la tête des douleurs, que son médecin prit d'abord pour
des douleurs névralgiques. Plus tard, son appareil la blessant,
on dut le retoucher, sans pouvoir toutefois amener d'amélio-
ration. Enfin, on mit le tout sur le compte de l'appareil, qui
fut laissé de côté ; les douleurs n'en continuèrent pas moins
et la contracture vint broder sur le tout. Cet état persista
durant deux mois, au bout desquels, le temps ou la médication
aidant, la contracture diminua et permit d'entrevoir l'angle
de la mâchoire inférieure tuméfié dans la partie interne
gauche, et laissant écouler par la pression, très douloureuse
du reste, un liquide purulo-sanguin ; toute la région externe
correspondante était douloureuse et tuméfiée. Il fut diagnos-
tiqué une nécrose de l'angle de la mâchoire inférieure. C'est
dans cet état que la malade vint nous consulter.

Après un examen attentif et des sondages répétés, il nous
fut permis d'affirmer la présence d'une dent, occupant une
position oblique d'arrière en avant. Du côté opposé, où rien
n'avait été signalé, l'exploration nous montra un pertuis
conduisant également sur une dent en voie d'évolution ;
je pratiquai l'excision des lambeaux recouvrant la dent,
et conseillai des lavages émollients. La contracture diminua ; deux mois après, je pus revoir ma malade avec deux
grosses molaires, dont la position oblique en avant venait en

tous points vérifier notre diagnostic. Un nouvel appareil fut appliqué, et rien depuis lors n'est venu entraver la marche de la guérison.

Dernièrement encore, je pus observer, sur un sujet d'une cinquantaine d'années, la troisième grosse molaire inférieure droite présentant encore cette inclinaison antérieure, inclinaison atteignant à peine 25°. De ce côté les deux premières grosses molaires manquaient. Du côté opposé, la dent de sagesse existait dans sa position normale, faisant suite à la série des molaires, du reste normalement placées.

Voici donc, sur le même sujet, une dent avec tout l'espace nécessaire et évoluant dans une position vicieuse, tandis que de l'autre côté, où toute le série des molaires existe, nous la trouvons normalement placée.

Dans la pièce citée plus haut et si gracieusement mise à

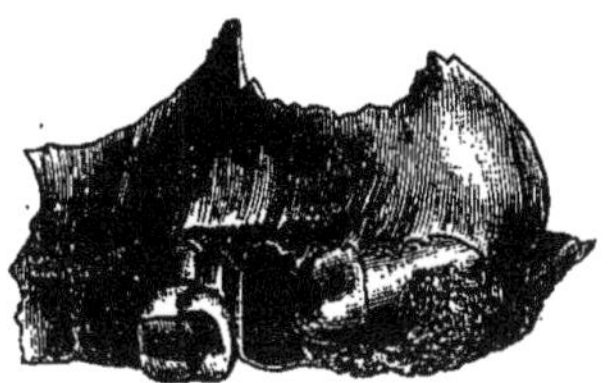

Fig. 22. — INCLINAISON EN AVANT DE LA TROISIÈME GROSSE MOLAIRE SUPÉRIEURE GAUCHE.
(*Coll. pers.*)

notre disposition par M. le professeur Le Fort, la déviation était-elle due à un manque de place? Évidemment non, puisqu'elle se trouve à la mâchoire supérieure, où l'on ne peut invoquer la présence de la branche montante ; d'ailleurs, ainsi que le montre la figure 22, nous la trouvons inclinée horizontalement d'arrière en avant, c'est-à-dire dans la seule position où elle pouvait rencontrer quelque empêchement à son évolution : la déviation était donc primordiale. Je ne crois pas que nous puissions rendre les dents situées en avant absolument responsables des aberrations des dents de sagesse. Non, il faut remonter plus haut, à l'origine, c'est-à-dire à la malformation ou à la malposition du follicule dentaire, ce qui ne nous sera pas plus difficile à admettre pour ces anomalies que pour toutes celles, non moins curieuses, que nous venons d'énumérer précédemment.

Si je me suis étendu longuement sur ces déviations si multiples de la dent de sagesse, bien qu'à première vue cette description semble tout à fait en dehors de notre sujet, c'est que ces dents, par leurs anomalies, peuvent, d'une part, éclairer la question qui nous occupe, et, de l'autre, être les causes de modifications très importantes dans les rapports des deux mâchoires ; difformités susceptibles de traitement, ainsi que nous le montre un exemple que j'ai en ce moment même sous les yeux.

Il s'agit d'un jeune homme, étudiant en médecine, âgé de plus de vingt et un ans, qui, il y a environ dix-huit mois, éprouva d'abord une gêne dans les mouvements de la mâchoire, puis une difficulté dans l'acte de la mastication. Il lui semblait toujours, dans le rapprochement des mâchoires, rencontrer un corps étranger venant s'opposer aux rapports jusque-là normaux des deux arcades, et ce n'est qu'en reportant à droite la mâchoire inférieure, c'est-à-dire en essayant des mouvements de latéralité, qu'il parvenait à pouvoir faire rencontrer à nouveau ses dents, et accomplir ainsi avec moins de difficulté l'acte de la mastication.

Si l'on se contentait de l'habitus extérieur du sujet, on serait, à première vue, tenté de croire à une paralysie de Bell : désaccord manifeste entre la disposition symétrique des traits de la face, déviation marquée de la commissure des lèvres, défaut de symétrie dans les contractions musculaires, douleurs dans la région parotidienne, etc.

Consulté, M. le professeur Le Fort reconnut bien vite qu'il ne s'agissait nullement, dans cette asymétrie de la face, d'une paralysie du facial, ainsi que le diagnostic en avait été porté, mais bien d'une luxation unilatérale gauche de l'articulation temporo-maxillaire, consécutive à l'évolution des dents de sagesse. Cette luxation, volontairement réductible, que l'on pourrait appeler complémentaire ou de compensation, se produisait lorsque le malade cherchait à rétablir le contact des surfaces triturantes des arcades dentaires. L'indication du traitement était là ; et, en nous adressant ce malade, M. le professeur Le Fort était persuadé que notre mode de traitement serait suceptible d'amener la réduction d'une difformité que le temps ne ferait qu'accroître et rendre même irréductible par la suite.

§ V. — Rotation.

Nous avons admis, précédemment, qu'une évolution anormale du follicule dentaire pouvait avoir comme conséquence, soit la migration simple, soit l'antéversion, soit la rétroversion, soit enfin la latériflexion. Laissant de côté la migration, qui amène l'évolution d'une dent à une distance plus ou moins grande de la position normale qu'elle devait occuper, nous pouvons affirmer que, dans son évolution au milieu du tissu osseux, la dent ne pourra présenter, comme positions anormales, que celles qui seraient comprises dans un mouvement conique effectué par l'organe, avec l'extrémité de la racine comme sommet, en même temps que la dent accomplit elle-même un mouvement de rotation autour de son axe. Si la rotation autour de l'axe est nulle, nous aurons, suivant le cas, la rétroflexion, l'antéflexion, la latériflexion ; la rotation axile pourra, elle-même, être compliquée de l'une ou l'autre de ces trois anomalies.

Dans ce qui précède, nous avons admis que la dent, dans son évolution, ne rencontrait aucun obstacle ; il peut se faire cependant que, par une cause quelconque, la dent rencontrant une dent voisine, l'un des bords de l'organe soit immobilisé et devienne l'axe de rotation d'un mouvement conique simple. Pour caractériser les positions variées que les dents peuvent occuper dans ces différents déplacements, nous indiquerons l'angle que fera le plan transversal de la dent en rotation, avec la ligne de l'arcade qu'elle doit occuper normalement ; elle sera dite *abcentrique* ou *incentrique*, suivant que le côté dévié sera porté en dehors ou en dedans de l'arcade.

De plus, la rotation sera encore caractérisée *médiane* ou *latérale*, suivant que l'indice de rotation nous sera fourni par le côté le plus rapproché ou le plus éloigné de la ligne symétrique médiane. Enfin, la rotation sera dite *axile*, si les deux côtés sont également déviés, c'est-à-dire si l'axe de rotation se confond avec l'axe de figure de l'organe.

La rotation est fréquente pour les incisives et les canines ; les petites molaires y sont également sujettes ; les grosses molaires même ne semblent pas y échapper. Nous laisserons de côté les troisièmes grosses molaires ou dents de sagesse qui, comme nous l'avons montré, doivent former une classe à part, et chez lesquelles on rencontre souvent cette variété d'anomalies.

Il est à remarquer que, pour les incisives, la rotation *abcentrique médiane* est de beaucoup la plus fréquente, surtout si la déviation est asymétrique : que c'est alors généralement le bord médian de la dent qui se trouve dirigé en dehors. Pour les canines, c'est l'inverse : l'anomalie la plus fréquente est la rotation *incentrique médiane*. M. Ma-

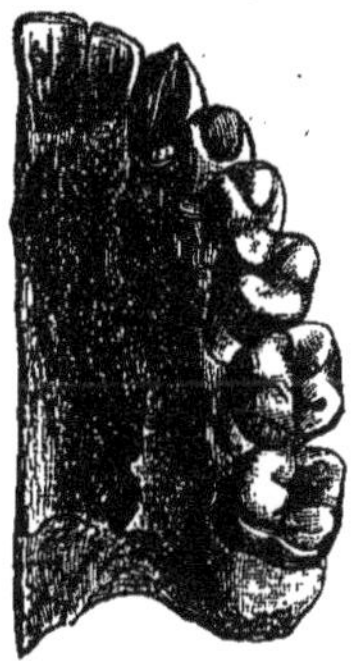

Fig. 23. — Rotation d'une première grosse molaire gauche ; la seconde petite molaire est également en rotation de 180°.
M. A. H. — N° 1012.

gitot[1] affirme qu'un état atrésié de la région antéricure du maxillaire, un retard dans l'éruption, un traumatisme antérieur, la persistance d'une dent permanente, sont les seules causes qui peuvent amener la rotation de la dent. — Ainsi que nous l'avons vu dans les cas précédents, nous croyons qu'il sera plus logique de faire remonter la cause à la direction, primitivement vicieuse, du follicule dentaire.

En effet, la rotation, de même que les autres anomalies relatives, n'est pas, ainsi qu'on a pu le dire[2], spéciale aux dents permanentes ; la première dentition peut en être affectée. La figure 24, reproduisant l'arcade dentaire supérieure d'un enfant de cinq ans chez lequel l'incisive médiane gauche se trouve en rotation *abcentrique latérale*, en est un

1. *Loc. cit.*, p. 170.
2. Magitot, *loc. cit.*, p. 141.

exemple frappant qui confirme notre manière de voir ; au-

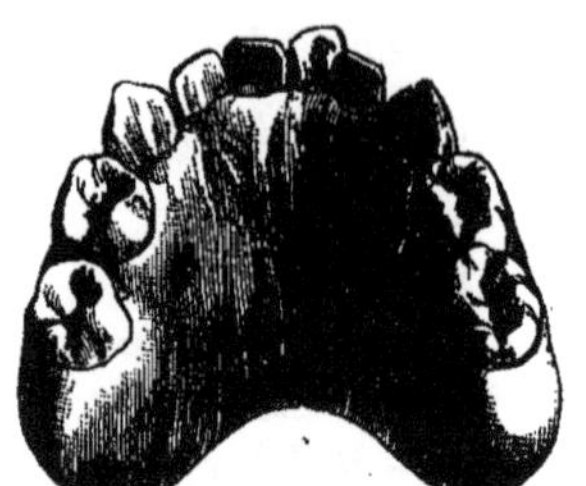

Fig. 24. — ROTATION ABCENTRIQUE LATÉRALE.
(*Coll. pers.*)

cune manœuvre, aucun accident, ne pourront être invoqués dans le cas particulier qui nous occupe.

Lorsque les dents sont en rotation, elles ont le plus souvent évolué au milieu d'un espace suffisant, et souvent même plus étendu que celui où elles opèrent normalement leur éruption. Du reste, il suffit de jeter un coup d'œil sur les planches mêmes de l'ouvrage que nous venons de citer, pour reconnaître que, dans tous les cas de rotation qui y sont reproduits, l'espace laissé libre entre la dent déviée et les dents voisines est supérieur à l'espace nécessaire au placement régulier de l'organe.

Dans le seul cas rapporté par Tomes et cité par Magitot, les dents, il est vrai, se touchent. Mais, loin de nous contredire, cet exemple vient corroborer, en tous points, notre manière de voir, en affirmant à l'âge adulte ce que nous montre dans l'enfance l'observation reproduite plus loin. En effet, il est de toute impossibilité, connaissant l'ordre normal de classement des dents dans le maxillaire, d'admettre comme seule cause de cette déviation le peu de place laissé par une évolution tardive. Dans le cas rapporté par Tomes, il est évident que du côté droit les rapports normaux des follicules dentaires avaient été troublés et que l'incisive centrale, au lieu de répondre, par sa face postérieure, à la face antérieure de l'incisive latérale, se trouvait déjà dans la position occupée maintenant, la difformité s'étant peut-être exagérée par le fait de pressions ultérieures. La cause de la difformité ici n'a donc été ni le manque de place, ni l'évolution tardive, mais bien la direction vicieuse, primordiale, de la couronne de la dent en voie de formation. C'est, du reste, la même disposition qui existe sur une pièce qui fait partie de notre collection : maxillaire d'un garçon de deux ans.

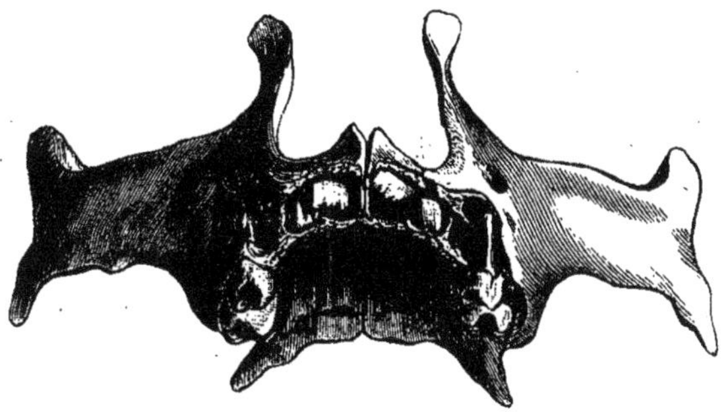

Fig. 25. — HÉTÉROTOPIE PAR GENÈSE DE L'INCISIVE LATÉRALE GAUCHE PERMANENTE, AYANT DÉTERMINÉ LA ROTATION DE LA MÉDIANE DU MÊME CÔTÉ.
(*Coll. pers.*)

Sur cette pièce, l'incisive latérale gauche de la mâchoire supérieure, qui se trouve située en avant de l'incisive centrale qu'elle recouvre de deux millimètres, a amené, chez cette dernière, un mouvement de rotation de plus de trois millimètres; et même, chose remarquable, le bord contigu médian lui-même s'est trouvé, dans ce mouvement, projeté en avant du rebord homologue de la dent symétrique.

Cette pièce montre aussi l'incisive latérale en avance, comme évolution, sur l'incisive centrale. Ainsi donc nous sommes en droit de renverser les théories jusqu'ici admises et de dire non pas que l'évolution tardive de la dent est une cause de rotation, mais que le fait de la rotation amène le retard de l'éruption ; cet exemple est d'autant plus frappant que, sur cette même pièce, la petite incisive latérale droite fait défaut.

Si donc nous n'avions eu à examiner cette anomalie qu'après l'éruption, ou mieux encore à l'âge adulte, nous aurions eu : à droite, une dent régulièrement située, avec évolution normale dans un emplacement suffisant ; à gauche, une dent en rotation *axile*, à évolution tardive, dans un espace restreint, avec éruption précoce de la petite incisive,

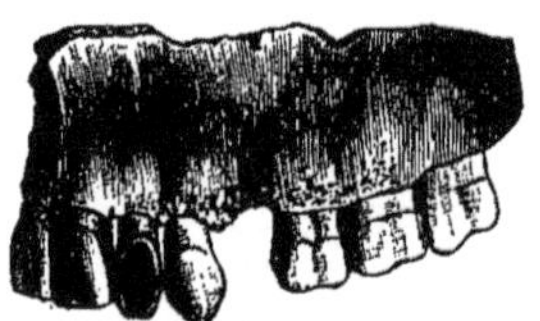

Fig. 26. — ROTATION AXILE DE 180°.
INCISIVE LATÉRALE GAUCHE.
(*Coll. pers.*)

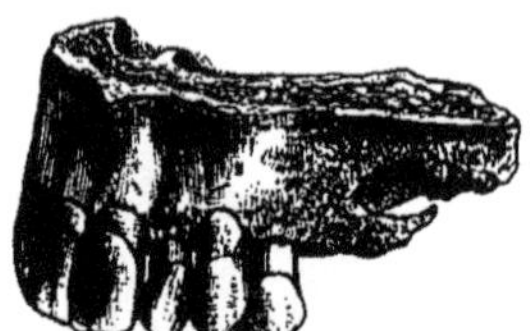

Fig. 27. — ROTATION AXILE DE 180°.
INCISIVE LATÉRALE GAUCHE.
(*Coll. pers.*)

qui serait encore venue empiéter sur l'espace réservé à l'incisive médiane, retardant d'autant plus l'évolution de cette dernière qu'elle en exagère la rotation, c'est-à-dire un nouvel exemple venant ajouter aux apparences de réalité des théories généralement admises, mais insuffisantes pour expliquer, par exemple, la rotation de 180 degrés d'une petite incisive.

Ainsi donc, ce qui ressort nettement de tout ce que nous venons de voir, c'est que cette anomalie doit être envisagée comme congénitale et non comme acquise, c'est-à-dire comme le résultat de la transformation d'une disposition normale en une autre anormale, par le seul fait d'un manque de place. La figure 27, nous montrant l'incisive médiane droite en rotation et en arrêt d'évolution chez un sujet d'au moins quarante ans, est encore une preuve nouvelle à ajouter à celles que nous venons de donner.

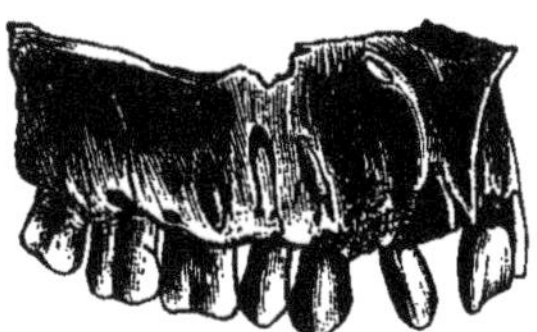

Fig. 28. — ROTATION DE L'INCISIVE MÉDIANE DROITE AVEC INCURVATION DE LA RACINE.
Déviation latérale de la petite incisive et absence de la canine.
(*Coll. pers.*)

Nous ne saurions non plus expliquer autrement cette préférence des canines pour la rotation ; nous n'avons plus, en effet, ici à invoquer ni l'atrésie du maxillaire ni la forme de la dent, qui est cylindroïde. Dans ces cas, les canines évolueront en dehors de l'arcade et généralement dans une direction régulière ; la résorption de la dent temporaire ne peut être invoquée, puisque cette dernière marche plus vite que l'évolution de la dent et que même la persistance de cette dernière amènerait aussitôt une rotation en sens inverse.

A la mâchoire inférieure, ces anomalies sont plus rares. Les deuxièmes petites molaires y semblent cependant plus particulièrement disposées, et les cas de rotation sont tellement fréquents pour ces dents, que l'on serait tenté de leur retirer tout caractère d'anomalie. Ici encore, nous ne pouvons invoquer ni le manque de place, ni l'extraction prématurée, ni la forme, ni la persistance des racines caduques, mais bien l'évolution anormale de la dent, cette dent évoluant dans un espace toujours supérieur à celui qu'elle doit occuper normalement.

Pour les incisives du bas, la forme méplate de leurs racines est une cause de régularité, ou pour mieux dire de retour à l'état normal en raison des pressions latérales qu'elles supportent. Si cependant la dent évoluait en dehors de l'arcade, nous la verrions se placer en rotation, décrivant un arc de 90°, la racine occupant le moins de place possible et se trouvant à plat à la face antérieure, réduisant d'autant la saillie du maxillaire, c'est-à-dire que son petit arc serait perpendiculaire à la direction de l'arcade.

La même anomalie se rencontre pour les petites molaires

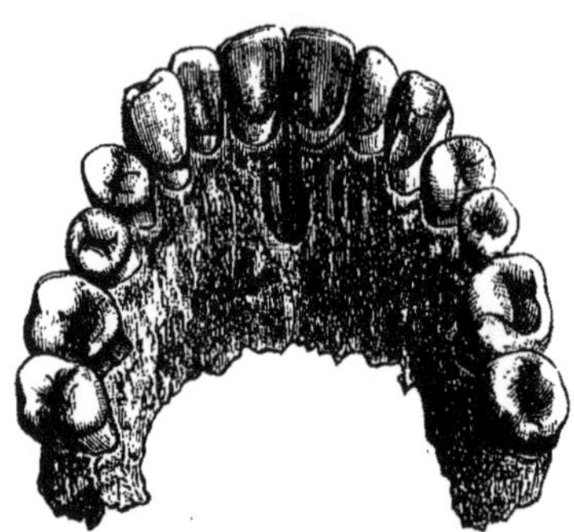

Fig. 29. — Rotation axile de 90° des secondes petites molaires de chaque côté.
(*Coll. pers.*)

supérieures et surtout pour la deuxième petite molaire. Ces anomalies, bien qu'assez fréquentes au début pour cette dent, se réduisent assez souvent dans la suite pour les mêmes raisons que nous avons signalées plus haut, à moins toutefois que le grand diamètre de la dent ne se trouve exactement dans la direction de l'arcade dentaire, auquel cas la dent ne sera sollicitée dans aucun sens par la poussée (*vis à tergo*) qui tend toujours à porter les dents en avant. Mais, si cet arc de cercle dépasse 90°, la dent subira cette force, et dans ce cas le résultat ne sera plus la réduction, mais bien l'exagération de la difformité ; la face interne sera devenue externe, la face postérieure sera antérieure ; il y aura une rotation de 180°. C'est, du reste, le cas d'un grand nombre de deuxièmes petites molaires observées par nous, anomalies dont nous

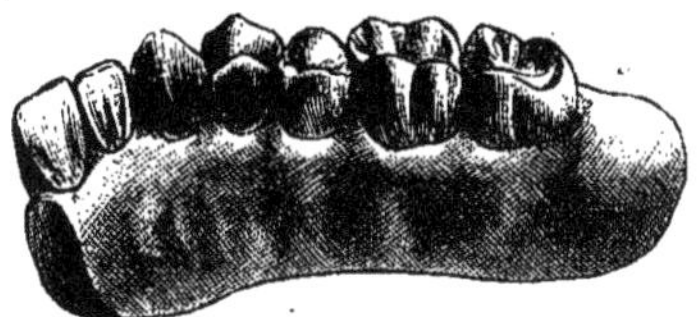

Fig. 50. — Rotation axile de 180° d'une seconde petite molaire gauche.
(*Coll. pers.*)

avons recueilli les moulages et dont la figure 29 nous
montre une reproduction.

Aux différents exemples que nous venons d'énumérer il
convient d'ajouter ceux que nous avons recueillis dans le
musée de l'amphithéâtre des hôpitaux.

N° 975. Première petite molaire gauche en rotation de 90° ; la face externe
est devenue postérieure. — Seconde petite molaire droite, également en rotation de 90°, mais de sens inverse ; la face externe est devenue antérieure.

N° 889. Toutes les dents existent et sont normalement situées ; la seconde
petite molaire gauche présente seule une anomalie, elle est en rotation de
190°, la face externe est devenue interne.

N° 1090. Déjà décrit. Voir page 64.

N° 1194. Déjà décrit. Voir page 64.

N° 1831. Déjà décrit. Voir page 64.

N° 1745. Tête d'enfant ; la table externe, enlevée, laisse voir, à la mâchoire inférieure, les deux incisives médianes permanentes en rotation *incentrique médiane*.

§ 6. — Émergence.

Cette anomalie caractérisée, soit par une élongation, soit
par un raccourcissement relatif de l'organe, est beaucoup
moins fréquente que les différents types que nous venons de
passer en revue.

L'émergence anormale ne constituant pas, à elle seule,

une difformité trop choquante, la réduction n'en est que rarement demandée : aussi n'est-ce que lorsqu'elle se présente comme complication d'autres anomalies qu'on cherche à en obtenir la réduction.

L'anomalie par émergence peut être simple ou compliquée : simple, si la dent occupe sa place normale sur l'arcade dentaire; compliquée, si elle accompagne l'une des anomalies que nous venons d'étudier.

L'émergence peut encore être dite primitive ou consécutive : primitive, si aucune cause extérieure appréciable ne vient expliquer la condition vicieuse de l'organe, et si nous sommes obligé d'en rechercher l'origine dans un développement anormal du follicule; consécutive, si elle a son origine dans une cause mécanique quelconque même éloignée, telle qu'extractions intempestives amenant l'inclinaison de deux dents voisines qui sont venues s'opposer à l'élongation normale, ou l'absence d'une dent antagoniste permettant un allongement anormal; ou bien encore des tentatives de réduction, mal dirigées, ainsi que cela peut se voir dans l'observation XXXI, que nous reproduisons plus loin.

Nous ne ferons que signaler le cas où l'élongation porte sur la totalité des dents.

En parlant de l'élongation partielle, nous avons voulu ne rien omettre dans l'étude de la question qui nous occupe et montrer que cette anomalie, d'un aspect particulier, est encore justiciable du traitement que nous préconisons.

TROISIÈME PARTIE

TRAITEMENT

CHAPITRE Ier

DU REDRESSEMENT EN GÉNÉRAL.

Quelle que soit la cause de la position vicieuse occupée par les dents, il est de toute évidence que, pour en modifier la direction d'une manière permanente, un double travail est nécessaire : 1° provoquer la résorption de la paroi, contre laquelle la dent redressée s'appuie; 2° favoriser la reproduction de la paroi, dont s'éloigne la dent redressée. — L'établissement d'une loge alvéolaire, droite et solide, est la conséquence de ce double travail.

C'est un fait acquis en chirurgie qu'une pression, même modérée, exercée sur un os d'une manière continue, en amène la résorption : la simple pression exercée par un anévrysme amène la résorption d'un os contigu ; le développement des tumeurs intra-osseuses, dont la force mécanique est à peine supérieure à la force d'expansion des vaisseaux, raréfie les os les plus résistants et en soulève les couches superficielles, en leur donnant la minceur du parchemin. Enfin le traitement du *genu valgum* par les procédés de douceur (méthode de M. Le Fort, par opposition au traitement brusque de Delor) nous en fournit encore un exemple.

Le tissu osseux des alvéoles n'échappe point à cette loi ; l'action mécanique exercée sur la couronne d'une dent se transmet à la racine, et celle-ci, comprimant la paroi alvéolaire, en raréfie le tissu.

Il importe, si l'on veut obtenir une raréfaction simple, sans complication, que l'effort soit exercé, sur la couronne de la dent, d'une manière continue et toujours avec la même intensité. — Tels sont les avantages qui résultent de l'emploi du caoutchouc.

C'est là un caractère essentiel, qui différencie le mode d'action que nous préconisons de la luxation brusque, accidentelle ou chirurgicale des dents, luxation dont la conséquence est la périostite aiguë, dont on ne peut pas toujours régler la marche à son gré, et qui souvent se termine par suppuration, en amenant le décollement du périoste, la nécrose de la dent et souvent même de l'alvéole.

Le déplacement lent, progressif et calculé, produit par le caoutchouc, amène un élargissement notable de l'alvéole, élargissement qui se traduit par un ébranlement de la dent. Cet ébranlement est la conséquence d'un processus plus complexe qu'on ne serait tenté de le soupçonner au premier abord : l'observation nous montre en effet que la dent est devenue plus longue, douloureuse et mobile.

L'élongation dépend du gonflement de la membrane péridentaire, irritée jusque dans la partie profonde du cône alvéolaire. La mobilité tient à deux modifications anatomiques qui se succèdent. Il y a d'abord une *mobilité primitive*, due à la compression du périoste, compression qui amène l'irritation, puis le gonflement de la membrane péridentaire et, comme conséquence, l'élévation de la dent dans son alvéole, où elle devient plus facile à mouvoir, en raison même de la forme conique de sa racine, Cette modification apparaît d'emblée, avant même que l'ostéite raréfiante ait pu commencer ; mais bientôt se manifeste la *mobilité secondaire*, due à l'établissement du travail de résorption irritatif de l'alvéole osseux.

Nous trouvons un exemple de mobilité *primitive* dans l'épreuve à laquelle on soumet parfois les dents, alors qu'atteintes de caries latérales nous les écartons, à l'aide de caoutchouc distendu, ou de toute autre substance, pour obtenir l'espace nécessaire à la bonne confection de l'obturation.

Une fois le corps distendant enlevé, les dents reviennent progressivement sur elles-mêmes et ne tardent guère, en reprenant leur première position, à perdre leur sensibilité et à se consolider. On ne saurait admettre, dans ces cas, que l'alvéole se soit élargie par suite de résorption, puis contractée par un dépôt de tissu osseux nouveau ; mais tout s'explique, si l'on admet, ainsi que nous l'avons dit plus haut, que les dents sont soulevées dans leurs alvéoles.

Dans les redressements par pression, on voit, dans les deux premiers jours, les dents traitées céder facilement, puis, tout semble s'arrêter, pour reprendre ensuite sa marche, mais avec beaucoup plus de lenteur. Ces deux périodes représentent manifestement, l'une l'élargissement de l'alvéole membraneux, l'autre l'élargissement de l'alvéole osseux.

L'élargissement de l'alvéole est bien un phénomène biologique, dans lequel l'action mécanique n'intervient que comme cause occasionnelle. C'est, en effet, dans l'adolescence et dans la jeunesse, à l'âge où les manifestations de la vie présentent leur maximum d'intensité, que les faits dont nous parlons s'observent, avec leurs caractères les plus accusés ; c'est à cet âge que la formation du tissu osseux se produit avec le plus de netteté et avec le plus de solidité.

L'ostéite, en effet, se montre sous un nouvel aspect ; à l'ostéite raréfiante du début va succéder une ostéite que l'on pourrait appeler complémentaire : c'est l'*ostéite productive*[1].

Dans cette alvéole élargie, la raréfaction s'arrête à un moment donné, mais l'irritation persiste, et elle a pour conséquence la formation de cellules nouvelles, dont l'évolution constituera des tissus osseux nouveaux, destinés à former la nouvelle alvéole.

Il faut, d'ailleurs, qu'il y ait une certaine irritation, produite dans l'alvéole, pour que la résorption ait lieu. — L'opération devient du reste d'autant plus difficile que le sujet est plus âgé ; les parties osseuses, moins vasculaires, se modifient plus difficilement, et c'est alors qu'une pression exagérée et surtout intermittente peut avoir des conséquences fâcheuses.

Tel a été le point de départ d'expériences multiples que j'ai tentées en 1877, à l'hôpital Beaujon, sous les auspices du professeur Dolbeau. Malgré les conditions exceptionnelles dans lesquelles je me trouvais placé, et après une année d'attente, je n'ai pu obtenir rien de concluant, les traitements appropriés ayant eu raison d'affections graves qui, au premier abord, avaient paru incurables. En 1878, M. le professeur Le Fort a mis la même bienveillance à m'aider de ses conseils, et, si les expériences que j'ai tentées sur des animaux aussi peu dociles que des chiens ne m'ont pas donné tous les résultats que j'espérais obtenir, je n'en suis pas moins heureux de le remercier ici publiquement de la gra-

[1] Cornil et Ranvier. *Traité d'histologie*, p. 346.

cieuseté avec laquelle il a mis à ma disposition toutes les ressources de son laboratoire, pour les recherches expérimentales que j'ai entreprises sur cette matière.

Cependant, d'après les nombreux sujets qu'il m'a été donné de revoir, et qui ne présentent rien d'anormal, après des traitements qui remontent aujourd'hui à plus de vingt ans, je crois être en droit d'affirmer, soit au point de vue de la solidité des dents, soit au point de vue de leur élongation, que les alvéoles, résorbés partiellement sous l'action du traitement, se reforment ; que les dents, replacées dans leur position physiologique normale, acquièrent, en retrouvant des rapports pour lesquels elles avaient été créées, une force et une durée qu'elles n'auraient certainement pas eues dans la position vicieuse qu'elles occupaient.

Durée du traitement. — La durée du traitement dépend d'abord de l'âge du sujet, de sa constitution, de son état de santé, et de certaines dispositions locales dont le diagnostic est difficile, dans un grand nombre de cas. Lorsque les dents antagonistes feront obstacle au retour des dents dans leur position vicieuse primitive, ainsi que cela se voit dans la rétroversion, le traitement, après la réduction, sera de courte durée. Dans le cas contraire, c'est-à-dire dans l'antéversion, où il faudra avoir recours à des moyens mécaniques, à des appareils dits de *maintien*, le traitement sera plus long et l'application de ces appareils devra toujours excéder la durée de la réduction. La réduction en effet répond à l'élargissement consécutif de l'alvéole, phénomène relativement rapide, et destiné à ne pas durer, tandis que le maintien de la réduction est subordonné à l'établissement de couches osseuses nouvelles. C'est précisément ce phénomène d'ossification complémentaire de l'alvéole qui exige le plus de temps, et est soumis aux plus grandes irrégularités de durée ; tant qu'il ne se sera pas produit, avec tous les caractères de solidité suffisante, la dent, évoluant dans cet alvéole incomplètement redressé, tendra à reprendre sa position première.

Tout ce qui vient d'être dit devra être pris en considération avant de déterminer le mode de traitement. On devra tenir compte également, au point de vue clinique, de la susceptibilité à l'irritation et à la douleur, du nombre et de la condition des dents à déplacer, du volume de ces organes, de leurs anomalies morphologiques, de l'étendue et de la forme de la portion alvéolaire du maxillaire et, enfin, de la configuration de la même portion chez les parents. Ainsi, chaque cas présentera sa particularité et le traitement devra être varié en conséquence.

CHAPITRE II

DES DIFFÉRENTS APPAREILS EMPLOYÉS DANS LE REDRESSEMENT DES DENTS.

Nous adopterons, dans la description de ces appareils, la division correspondant aux divers types d'anomalies.

C'est ainsi que nous étudierons successivement les appareils destinés à combattre l'antéversion, la rétroversion, la latériversion et la rotation.

§ 1. — Redressement dans l'antéversion.

Quel que soit l'appareil employé pour obtenir la réduction de cette anomalie, il agira toujours soit en poussant les dents, soit en les attirant. Nous aurons donc des appareils à pression antérieure ou à traction postérieure, suivant que la force agissante aura pour effet d'éloigner ou de rapprocher l'organe à déplacer du point fixe choisi comme base d'opération.

Appareils à pression antérieure. — Ces appareils, anciennement en hippopotame, aujourd'hui généralement en caoutchouc durci, se composent de deux parties : l'une située à l'intérieur de l'arcade dentaire, l'autre à l'extérieur. La première recouvre le palais et vient se mouler exactement sur les collets des dents latérales, laissant un certain intervalle en arrière des dents déviées. L'autre, située extérieurement, se moule exactement sur la face externe de toutes les dents.

Ces deux bandeaux sont fixés dans un rapport invariable, soit par des fils métalliques, faisant pont lorsqu'un espace suffisant ne se présente pas dans la série des dents, soit par des prolongements de la substance même composant l'appareil, si un vide suffisant le permet. Ainsi réunies, ces parties forment un appareil complet, dit à *bandeau*. Le bandeau externe est de plus percé de petits trous, munis de chevilles de bois, correspondant aux dents à faire mouvoir. Ces chevilles, faites de bois comprimé, seront les agents actifs du redressement.

M. Magitot, adversaire de l'emploi du métal dans la construction des appareils redresseurs, ne laisse pas cependant que de faire une exception en faveur d'un appareil composé d'un anneau d'or, embrassant une ou plusieurs dents, et servant de point d'appui à un ressort du même métal ou *même d'acier, recouvert d'une couche de nickel ;* ce ressort, exerçant une pression continue sur la dent déviée, en opèrerait *rapidement* la réduction.

Appareils à traction postérieure. — Ces appareils peuvent être à *double bandeau* ou à *bandeau unique.*

L'appareil à double bandeau est la reproduction de l'appareil à pression antérieure, avec cette différence que la puissance prend son point d'appui sur le bandeau interne ; la traction est opérée par des fils, qui embrassent la ou les dents deviées, et sont fixés, d'autre part, sur le bandeau interne.

Le bandeau unique peut être interne ou externe.

Le *bandeau interne* est exactement la portion palatine du bandeau double, décrit plus haut. Toutefois, le bord libre antérieur est ici pourvu de petits trous situés exactement dans l'axe de l'interstice de chaque dent ; ces trous sont destinés à recevoir les fils de traction.

Le *bandeau externe* est situé en dehors de l'arcade ; il représente, dans une certaine étendue, la partie externe du bandeau double. Toutefois, il est limité aux dents déviées qu'il embrasse exactement par la face antérieure. A ce bandeau se trouve fixée une tige rigide, qui se prolonge de chaque côté, hors de la bouche. Aux extrémités de cette tige s'adaptent des bandes élastiques de caoutchouc, qui viennent se réunir derrière la nuque sur un bonnet spécial, résistant. L'ensemble de cet appareil ressemble à un mors, à un bâillon, d'où lui vient son nom. Le *bâillon* est donc un appareil à traction postérieure ; le mode d'action est le même que précédemment, mais avec un artifice différent.

Ce procédé, du reste fort incommode, ne peut être appliqué que durant la nuit, et encore il faudrait que les sujets restassent dans l'immobilité. Il devient alors intermittent, ajoutant ainsi un inconvénient de plus à ceux qu'il possède.

Dans cette classe peut encore entrer l'appareil de Fox, destiné à corriger la protrusion de la mâchoire inférieure.

§ 2. — REDRESSEMENT DANS LA RÉTROVERSION.

L'appareil à bandeau est encore employé pour redresser les dents qui se trouvent en rétroversion; mais ici la proposition, comme il est facile de le voir, est retournée; le mode d'action sera juste l'inverse de celui employé dans l'antéversion. C'est-à-dire que la réduction de la difformité sera obtenue, soit à l'aide de pressions postérieures, soit à l'aide de tractions antérieures.

Appareil à pression postérieure. — Dans le cas de la rétroversion, il suffit d'un seul bandeau, ce qui permettra de soulager le patient, en réduisant notablement le volume de l'appareil.

Cet appareil s'adapte comme précédemment au palais, en embrassant rigoureusement le collet de toutes les dents, sans laisser aucun vide à la région antérieure; de plus, il doit remplir l'indication essentielle de s'opposer momentanément à la rencontre des deux arcades dentaires et éviter ainsi toute modification pouvant survenir du côté des dents molaires. La mise en mouvement des dents s'effectue encore ici à l'aide de chevilles de bois comprimé, placées dans de petites cavités, ménagées, à cet effet, au fond des empreintes, réservées sur le bandeau pour chaque dent déviée.

Plan incliné. — La pression postérieure peut encore être obtenue, sur les dents de l'arcade, au moyen du plan incliné. Cet appareil dû à Catalan[1], praticien français, du commencement de ce siècle, consiste en une empreinte soit de métal, soit de toute autre substance, susceptible de séjourner dans la bouche sans incommodité.

Cette empreinte s'adapte à l'arcade inférieure, sur les dents antagonistes de celles déviées, et porte à sa partie supérieure une face inclinée de telle sorte que, dans les mouvements de la mâchoire, cette face vienne frapper obliquement, par leur face postérieure, les dents à redresser. L'appareil ne peut être gardé ni durant les repas, ni durant la nuit : il est donc intermittent ; il a de plus l'inconvénient, joint à bien d'autres que nous verrons plus loin, d'être entièrement sous la dépendance de la bonne volonté de l'enfant. Aussi son action est-elle dans quelques cas, comme celle de tous les appareils confiés aux soins des patients, insuffisante, nulle et même nuisible quelquefois, surtout s'il s'agit de difformités un peu considérables ou anciennes.

Appareil à traction antérieure. — Cet appareil peut être à deux bandeaux ou à un seul bandeau. La traction se fait d'ordinaire au moyen d'un cordonnet de soie. Il est indispensable que l'appareil maintienne les deux mâchoires écartées et que le bandeau externe soit à une certaine distance des dents à redresser.

[1] Mémoire, rapport et observation sur l'appareil propre à corriger la difformité vulgairement nommée menton de galoche. — Paris, 1826.

§ 3. — Redressement dans la latériversion.

Les appareils à bandeau sont encore employés dans ces anomalies ; dans ce cas, sauf les inconvénients généraux que nous reconnaissons aux appareils ordinaires, ils sont préférables aux petits moyens employés. Nous n'excepterons pas même le moyen, prétendu simple qui consiste à employer un fil de soie ou de caoutchouc noué sur les deux dents et réuni en huit de chiffre par un nœud sur le côté, procédé recommandé lorsque les incisives médianes présentent entre elles une divergence.

Enfin, si une dent seule se trouve déviée latéralement, on emploie un petit appareil, appliqué sur plusieurs dents règulières de l'arcade, et munies d'un anse de fil, sur la dent déviée.

Ce sont évidemment là des moyens très simples, mais ils ne sont ni énergiques ni commodes, et de plus ils sont excessivement pénibles pour le patient.

Nous reviendrons sur les inconvénients de ces fils isolés, de ces « fils voltigeants, abandonnés à eux-mêmes, » comme les appelait Fauchard, dans la critique que nous ferons de tous ces différents appareils.

§ 4. — Redressement dans la rotation.

C'est encore à l'appareil à bandeau que l'on a recours ; il est double ou unique, suivant que les deux bords de la dent sont déviés de la courbe normale ou que la déviation ne porte que sur un seul côté. Si l'engrènement réciproque des dents s'oppose à la réduction de la difformité, l'appareil devra en outre maintenir, pendant quelque temps, les deux arcades écartées.

Dans l'appareil à double bandeau, de petites loges sont creusées l'une sur le bandeau externe, l'autre sur le bandeau interne, immédiatement au contact des bords soit rentrant, soit sortant, de la dent déviée ; de petites chevilles ou coins de bois y sont disposés de telle sorte que, gonflant par l'humidité, ils viennent exercer une pression concordante et de sens contraire tendant à amener la rotation de la dent.

Le bandeau unique peut être interne ou externe.

Si la rotation de la dent est due au déplacement d'un seul de ses bords, on peut, à l'aide d'un appareil simple, obtenir la réduction. En effet, la portion de l'appareil qui devra se mouler exactement sur toute la série des dents régulières rencontrera le bord de la dent, resté dans la courbe. Il suffira donc d'exercer une traction sur le bord en rotation et de le forcer ainsi à reprendre sa place suivant la courbe normale représentée par l'appareil. Si le bord dévié se trouve en dehors, l'appareil sera à bandeau interne et *vice versâ*. Le point d'appui fixe se trouvera toujours situé du côté opposé à la déviation, constituant alors des appareils à traction interne ou externe suivant la difformité à réduire.

Nous devons encore citer l'appareil décrit par Sangsdorff, dans lequel la puissance est donnée par une tige métallique, de longueur variable, et munie d'un collier embrassant exactement la dent. En déplaçant l'extrémité de la tige, on exerce ainsi une pression double et de sens contraire. A l'extrémité du diamètre de la dent à faire mouvoir, de petits trous ménagés sur la partie fixe palatine de l'appareil maintiennent le déplacement de la tige et par suite son action. Cet appareil, vrai en théorie, joint à de grands inconvénients celui surtout de ne pas être pratique.

Dans les cas de rotation simple, Magitot préfère revenir aux anciens procédés[1] et conseille la luxation brusque, extemporanée. Cette opération, violente, douloureuse, sur les conséquences de laquelle nous nous sommes expliqué plus haut, dont le succès est toujours incertain, se fait à l'aide d'un davier dont il faut garnir soigneusement les mors, pour ne pas léser les tissus ; cette garniture sera en papier, en plomb, en soie, ou encore elle se composera de tubes de caoutchouc. La dent est saisie solidement au niveau de la gencive et on lui imprime lentement, mais avec fermeté, un mouvement de torsion, en ayant soin de n'opérer ce mouvement que dans un sens et d'éviter les mouvements de latéralité. Quelquefois il faut dépasser notablement la position que doit occuper la dent et revenir ensuite à la position normale ; les adhérences pariétales sont ainsi mieux rompues et on évite les récidives.

Tomes[2] conseille d'opérer en deux temps. Dans une première opération le redressement est exécuté à moitié ; on laisse le sujet pendant quinze jours et l'on ne continue que lorsque la dent est consolidée dans cette situation provisoire et que tous les phénomènes de réaction sont dissipés. La seconde partie de la réduction se fait alors très facilement et

1. Bourdet, 1757, p. 2.— Les moyens généraux qu'on emploie pour redresser et pour arranger les dents après les avoir séparées, ou après avoir retranché celles qui incommodent les autres, sont les fils, les plaques, la *pince droite* et le *pélican*.

Duval, 1820, p. 84. Autrefois, pour remettre dans sa véritable position une dent qui, au lieu de la face antérieure, présente la postérieure ou un de ses côtés, on la tournait avec une pince droite.

2. *Loco citato*, p. 144.

presque sans effort. L'auteur espère ainsi se mettre à l'abri des accidents.

La douleur n'est pas très intense, ajoute Magitot, bien qu'elle rappelle les premiers temps de l'extraction ordinaire [1] ; la perte de sang est tout à fait insignifiante. La dent, d'abord extrêmement mobile, doit être maintenue à l'aide d'un bandage de soie cirée, en huit de chiffre, et mieux au moyen d'un morceau de gutta-percha, ramollie et moulée sur l'arcade dentaire. Il suffit de quelques précautions pendant les premiers jours pour voir le périoste contracter de nouvelles adhérences et la dent reprendre sa fixité. Il sera utile de prescrire des lotions glacées, l'usage des aliments liquides et froids et le repos aussi complet que possible de l'organe opéré. En général, au bout de huit à dix jours, la dent, dans les cas favorables, est apte à recouvrer ses usages.

Mais ce que ne dit pas Magitot, ce sont les conséquences d'une non-réussite. L'auteur nous signale bien le retour à l'état primitif, mais ce retour ne constitue qu'un insuccès relatif, en présence des conséquences dues aux inflammations consécutives qui peuvent survenir, la formation d'abcès, et enfin l'élimination de la dent, conséquence bien plus terrible pour un jeune sujet que toutes les autres; de celles-là, il n'en est pas question, pas plus que de l'arrêt de développement qui peut suivre ce traumatisme: Trois cas, qui nous sont communiqués et que je cite textuellement, nous montrent cette opération, pratiquée cependant suivant toutes les règles, ayant eu pour résultat immédiat un arrêt dans l'achèvement de l'évolution de l'organe, substituant ainsi à une première

1. Qu'y a-t-il donc de plus douloureux dans l'extraction que le premier temps, qui consiste à luxer la dent, c'est-à-dire à rompre toutes ses adhérences ?

anomalie une difformité tout aussi disgracieuse et que le temps ne fait qu'accentuer.

Observation IX [1].

Redressement de deux petites incisives supérieures par le davier.

Mlle Thérèse, 10 ans et demi, présente à la mâchoire supérieure deux petites incisives latérales, tournées sur elles-mêmes de telle façon que le bord interne de ces deux dents est presque antérieur. Cette déformation tient à ce que l'espace compris entre les deux dents canines de la première dentition n'est pas suffisamment large pour contenir les quatre incisives. Les deux grandes incisives, en effet, sont légèrement arc-boutées les unes sur les autres, à cause de la pression qu'elles ont dû supporter pendant la sortie des petites incisives, et celles-ci, pour trouver elles-mêmes une place suffisante, se sont tournées pour ne présenter, dans le peu d'espace qui leur reste, que leurs faces latérales.

La canine de lait de la première dentition a été extraite.

La canine du côté droit est encore à sa place ; les petites molaires poussent et sont à moitié sorties en haut et en bas.

Tel est l'état de la bouche le 11 janvier 1872.

Je ne pouvais dans ces conditions essayer d'appliquer aucun appareil, car le résultat m'en paraissait douteux.

Je me décidai donc à opérer, c'est-à-dire à tourner ces dents dans leur alvéole. J'enlevai la dent canine de lait du côté droit, puis le lendemain je commençai par la petite incisive latérale droite. Après un petit effort, la dent céda et la face antérieure fut placée sur le même plan que les grandes incisives. Un seul effort suffit ; il sortit un peu de sang, gros comme une tête d'épingle.

Je passai de suite à la seconde, mais cette fois je rencontrai plus de résistance. Un premier effort ébranla la dent. J'en fis un second, mais je trouvai une résistance encore trop grande, et au moment où la dent, un instant déplacée, revint occuper sa place première, il sortit deux ou trois gouttes de sang. Enfin, plaçant mon instrument plus haut, je fis une troisième tentative et j'amenai la dent à la place qu'elle devait occuper. Cette jeune enfant, très patiente, me laissa faire sans se plaindre et m'avoua que l'opération était plus douloureuse que l'extraction de la dent canine de la première dentition, faite la veille.

Un fait me frappa immédiatement après l'opération. Les deux dents étaient plus longues et comme si elles étaient sorties naturellement de leur alvéole, le col de la dent correspondant au feston gingival.

1. Je ne fais que reproduire textuellement les observations, telles qu'elles m'ont été communiquées, n'envisageant qu'un seul point, le résultat final.

Je cherchai quelle était la mobilité de ces dents ; elle était complètement nulle. La résistance me parut même plus grande qu'avant l'opération. J'appliquai immédiatement un fil d'argent, passant devant et derrière les incisives, de manière à fixer les dents.

La douleur provoquée par l'opération ne fut pas de longue durée ; elle ne dura guère plus d'une heure après l'opération. La malade dit ne plus rien ressentir après ce temps.

12. Aliments liquides ; bouillons, potages.

15 janvier. Les deux dents ont conservé la place qu'elles avaient la veille.... L'enfant a bien dormi. Les deux dents sont solides. La gencive n'est même pas rouge au fond correspondant à l'alvéole. On voit seulement, dans le petit espace vide qui se trouve à la base de la dent, un peu de sang coagulé. Bouillons, potages.

Dimanche 14. Les deux dents sont solides dans les alvéoles, sans rougeur sur la gencive. J'autorise l'enfant à manger des viandes hachées.

Rien de nouveau les jours suivants ; les dents sont toujours à leur même place. Les gencives sont à l'état normal ; les dents sont solides et, le mardi 16 janvier, l'enfant reprend ses habitudes de nourriture ordinaire.

Mercredi 23 janvier. Gencives toujours très saines. L'enfant coupe son pain comme avec les autres dents avec ses incisives, pas de douleur à la percussion ; la sensibilité provoquée est la même que celle des autres dents. La coloration n'a pas varié.

Mercredi 7 février. Les deux dents sont très bien consolidées, les gencives complètement saines.

Mercredi 6 mars. Toujours consolidation parfaite. Gencives très saines. Les petites incisives ont une tendance à se rapprocher des grandes. Ce résultat doit être attribué sans aucun doute aux dents canines qui vont bientôt poindre.

Mercredi 6 août. Les deux dents canines commencent à poindre et ramènent les deux incisives latérales supérieures sur les côtés des incisives médianes, en comblant l'espace qui tout d'abord existait entre ces dents et les petites incisives. La bouche n'en devient que plus régulière et plus belle. Les dents sont saines, sans changement de coloration et très résistantes dans leur alvéole. L'enfant mange sur elles sans aucune précaution.

1879. Juillet. Les incisives latérales supérieures, tournées sur leur axe, semblent n'avoir pas poussé. Elles sont plus courtes, et cependant la pulpe ne paraît pas avoir perdu sa vitalité ; les dents ont la même couleur que les incisives centrales.

Observation X.

Déviation sur l'axe d'une dent canine supérieure gauche.

Chez M. Albert P., la canine supérieure gauche est déviée sur son axe et présente son bord interne en avant.

L'opération a été faite en août 1876.

Depuis cette époque, j'ai revu le malade ; la dent est restée sensiblemen plus courte que toutes les dents voisines. — Revu le patient l'année dernière même état.

Observation XI.

Redressement d'une grande incisive par le davier.

Après avoir été conduite chez deux dentistes différents, Mlle M., âgée de 9 ans 3 mois, m'a été présentée le 23 janvier 1872. On me demanda mon avis sur la possibilité de redresser deux dents incisives dont l'une, la droite, était couchée sur la gauche et tournée sur elle-même.

Cette disposition des deux incisives tenait à l'espace très étroit qui se trouvait entre les deux canines de la première dentition et aussi à la largeur des quatre incisives qui, pour se placer, avaient été obligées de chevaucher l'une sur l'autre.

Je donnai ce jour le conseil d'extraire les dents canines de lait pour permettre aux autres dents de se desserrer, et j'appliquai, deux jours après, un appareil en platine (*plan incliné*), pour dégager la grande incisive gauche.

Le dimanche 18 février, j'avais obtenu le résultat cherché ; la grande incisive gauche se trouvait sur le même plan que le bord interne de la grande incisive droite. Je conseillai à sa mère de placer entre les incisives des feuilles d'abord simples, puis doubles, puis triples, de caoutchouc, et l'écartement se trouve constaté sur le deuxième modèle le jeudi 22 février. Cet écartement me permit d'obturer la grande incisive gauche, dont la carie était à peine visible à cause du chevauchement des incisives l'une sur l'autre.

Quelque temps après, prenant la dent avec un davier droit le plus près possible du collet, je la faisais pivoter sur elle-même jusqu'à ce que les bords correspondants des deux incisives fussent complètement en rapport. Comme il était possible d'imprimer à la dent quelques mouvements, je fis avec un fil de soie une ligature autour de cette dent en portant les chefs sur les dents voisines et en les fixant par un nœud au niveau de l'incisive tournée.

La jeune malade, très courageuse, a très bien supporté l'opération. La douleur a duré un quart d'heure tout au plus, et l'enfant quitta mon cabinet sans paraître penser à l'opération qu'elle venait de subir.

Lundi 26 février. La dent incisive se consolide rapidement; la gencive, au niveau de cette dent, n'est pas sensiblement plus rouge que sur l'incisive voisine; la dent remue encore un peu et je renvoie la malade au vendredi 1er mars.

Vendredi 1er mars 1872. Je supprime toute ligature et j'abandonne la dent à elle-même.

8 mars. Je prends le modèle de l'état de la souche. La dent est solide, la jeune fille peut s'en servir pour la mastication; il est presque impossible d'obtenir de mouvements. La pulpe est bien vivante; pas de trace de periostite, — la dent est bien solide dans son alvéole, mais plus courte que sa congénère.

Les trois observations qui précèdent nous amènent à conclure que, dans le cas où l'on voudrait employer la luxation brusque et extemporanée, on ne doit jamais essayer de faire ces rotations avant que la dent ait acquis tout son développement, contrairement à Magitot[1], qui veut que « cette opé« ration soit faite de préférence chez de jeunes sujets, avant « que les arcades aient atteint leur hauteur et leur densité « définitives. » Avant d'opérer la luxation, dit le même auteur, l'opérateur doit s'assurer s'il y a une place suffisante et reconnaître par le palper de la gencive si les racines ne présentent pas d'anomalies, ce qui est d'ailleurs facile pour les dents uniradiculaires. Cette manière de reconnaître par le palper si les racines de la dent ne présentent pas d'anomalies est tout à fait théorique.

Pour nous, la luxation brusque n'est applicable que dans la rotation simple. Si la rotation est compliquée de rétroversion ou d'antéversion, il faut avoir recours à un appareil approprié; c'est le cas le plus général. Il est rare, en effet, que les dents voisines ne viennent pas compliquer la diffor-

____
1. *Loc. cit.*, p. 179.

mité, ou même que cette difformité, si elle siège sur la dent seule, ne soit pas elle-même composée, c'est-à-dire compliquée d'antéversion ou de rétroversion.

En résumé, qu'on emploie les vis, les ressorts métalliques ou toute autre substance élastique végétale ou animale, nous voyons que tous ces appareils à conformations multiples, utilisés dans le redressement des déviations dentaires, n'ont qu'un seul but, assurer un point d'appui, fixe et résistant, à la force mise en jeu.

Le mode d'action de toutes ces forces sera toujours, ainsi que nous l'avons dit : soit une traction, soit une pression agissant séparément ou ensemble. Nous pouvons donc dire, pour nous résumer, que peu importent la forme de l'appareil et la difformité qu'il sera destiné à réduire, il pourra toujours rentrer dans l'une des catégories suivantes :

Antéversion. . .	APPAREILS. . . .	à pression antérieure. à traction postérieure.
Rétroversion. . .	APPAREILS. . . .	à pression postérieure. à traction antérieure.
Latériversion . .	APPAREILS. . . .	à pression latérale. à traction latérale.
Rotation	APPAREILS. . . .	à pression double ou simple. à traction double ou simple.

Et cela est vrai, non seulement pour les appareils de la mâchoire supérieure, mais encore pour ceux appliqués à la mâchoire inférieure, où les réductions s'opèrent sans plus de gêne, et avec tout autant de facilité que pour l'arcade supé-

rieure : aussi ne pouvons-nous expliquer que par l'imperfection des différents appareils employés les insuccès relevés par
Magitot, lorsqu'il dit que « l'application d'un appareil re-
dresseur sur le maxillaire inférieur est fort difficile, en raison
des troubles qu'il apporte dans les fonctions de la langue,
et dans la parole [1]. »

Il ne pouvait en effet en être autrement, et nous aurions
probablement rencontré les mêmes difficultés, si, comme
l'auteur précité, nous avions admis en principe que les
métaux devaient être rejetés de la fabrication des appareils,
que la vulcanite [2] est, à cet égard, infiniment préférable
et suffit à toutes, ou à presque toutes les indications. C'est
juste l'inverse qu'il faut admettre ; et l'auteur le sait tellement bien que, prévoyant de lui-même les objections qu'on
peut lui opposer, il atténue ce qu'il vient d'avancer, en reconnaissant que, quelquefois, le volume considérable de ces
appareils les rend *intolérables*. Il conseille alors de ne les
porter que la nuit, ajoutant ainsi l'intermittence aux défauts
existant déjà, intermittence qui, à l'inverse de ce que l'on
cherche toujours, prolonge la durée du traitement.

1. *Loc. cit.*, p. 152.

2. Nous employons le mot *vulcanite* pour désigner les appareils en caoutchouc
durci, réservant le mot de *caoutchouc* pour désigner le caoutchouc élastique,
agent actif de notre appareil.

CHAPITRE III

Dans l'exposé rapide que nous venons de faire des divers moyens orthodontosiques journellement employés pour la réduction des différentes anomalies, nous n'avons fait qu'envisager leur mécanisme particulier, leur valeur relative et les résultats que l'on est en droit d'en attendre, laissant dans l'ombre les inconvénients inhérents à chacun d'eux et les accidents qu'ils sont suceptibles de provoquer. Pour éviter un exposé bibliographique, nous allons résumer ce que dit Magitot, au sujet de ces inconvénients, dans son travail sur les anomalies du système dentaire.

Envisagés d'une manière générale, tous ces appareils entraînent, comme conséquence immédiate, un certain trouble dans les fonctions de la bouche, et cela proportionnellement au volume et à l'étendue de l'appareil employé. Toutefois cette gêne n'est ordinairement que passagère, et les enfants surtout s'accommodent assez facilement de ce nouvel état de choses.

Mais à la gêne causée par le volume, toujours considérable, quoi que l'on fasse, des appareils en vulcanite, viennent s'ajouter de graves inconvénients. Ces appareils, portant sur une très grande étendue, peuvent être le point de départ d'une vive irritation, qui sera entretenue et quelquefois rendue intolérable par le contact des corps étrangers employés comme moyens de pression. Les lèvres et parfois la langue pourront elles-mêmes s'irriter à divers degrés, sur les saillies ou les aspérités qu'elles rencontrent incessamment.

Comme on le voit, le choix des matières employées pour la confection des appareils et leur disposition spéciale sera d'une grande importance, puisque l'on pourra par là éviter complètement et la gêne et les douleurs.

A côté de la gêne et des blessures plus ou moins douloureuses, nous devons mentionner la stomatite, soit localisée à la région recouverte par l'appareil, soit même propagée à toute la bouche.

Si ces accidents sont localisés, une courte interruption dans le traitement, l'emploi de divers collutoires astringents, ou même simplement du chlorate de potasse, peut tout faire rentrer dans l'ordre. Mais, si la stomatite se généralise, il faut renoncer à l'application de l'appareil et abandonner un traitement déjà commencé et quelquefois en bonne voie.

Nous n'avons jamais, pour notre part, constaté, dans le grand nombre de dents déviées qu'il nous a été donné de voir en traitement par notre procédé de réduction, ces stomatites aiguës généralisées ; et, si nous en avons rencontré, ce n'est qu'à l'état tout à fait localisé et sous l'influence d'appareils de maintien, confectionnés en vulcanite et recouvrant une vaste surface.

Le même phénomène s'observe également chez certains patients porteurs d'appareils prothétiques. Ces sujets munis d'appareils en caoutchouc à large surface accusent une sécheresse de la langue, avec sensation de chaleur au palais.

Je ne m'étendrai pas sur cette action irritante du caoutchouc, due à la présence des oxydes minéraux employés comme matières colorantes, accident que je ne suis pas le premier à signaler. Enfin, le séjour plus facile d'aliments sous ces appareils étendus est encore et surtout une des causes efficientes de ces stomatites.

Nous devons également signaler les chevilles de bois, employées comme agents réducteurs et qui, venant dans certains cas déprimer la gencive, sont une cause continuelle d'irritation et même de douleur intolérable, irritation pouvant se propager au périoste. Les fils de soie et surtout ceux de caoutchouc peuvent amener les mêmes accidents, et cela avec beaucoup plus de rapidité encore, vu l'énergie et la continuité de leur action. Mal disposés, mal maintenus, ils peuvent glisser sur les dents, ne s'arrêter que sur les gencives qu'ils compriment, qu'ils détachent même quelquefois, et déterminer ainsi une inflammation du périoste, susceptible d'entraîner, au point de vue de l'organe, les plus fâcheuses conséquences [1].

Un autre ordre d'inconvénients qu'il convient de signaler, et inhérents à tous les appareils qui ne présentent pas une traction permanente jointe à une fixité irréprochable, consiste dans les douleurs qui siégent sur les dents déviées. Si l'on se rappelle la délicatesse du processus anatomique dont les alvéoles sont le siége, dans le cours d'un redressement, on comprendra facilement que tout déplacement brusque aura comme conséquence immédiate la douleur,

---

1. Revue odontotechnique (25-2-1861, p. 52-53). Quelques mots touchant le traitement de l'irrégularité où l'auteur, ayant probablement eu quelques inconvénients au sujet de ces ligatures isolées appliquées sur une ou plusieurs dents, recommande, pour empêcher que la ligature glisse sous la gencive, de passer de la bourre de soie deux ou trois fois autour de la dent..... Si on se sert de caoutchouc, ajoute-t-il, « c'est alors surtout qu'il faut prendre les précautions voulues pour l'empêcher de glisser sur la gencive, ce qui donnerait naissance à une inflammation et à la perte de la dent. En effet, oubliées, ainsi que cela s'est vu, ces ligatures tracent leur chemin jusqu'à l'*apex* de la racine et par suite causent la perte de la dent. »

et, il faut le dire, c'est surtout au choc, et surtout à celui que l'on pourrait appeler *choc en retour*, que la dent est douloureuse. Pour s'en convaincre, il suffit de faire, sur une dent en voie de réduction, les expériences suivantes : si on lui imprime lentement un mouvement, dans le sens même de cette réduction, c'est-à-dire dans le sens de l'action des forces réductrices, nous n'obtiendrons que peu ou point de douleur même en augmentant progressivement cette pression ; si, au contraire, nous venons à pousser cette même dent dans une direction inverse à la voie dans laquelle on la dirige, nous déterminerons immédiatement une douleur excessive. Ainsi donc, tout appareil susceptible de mouvements d'oscillation sous une influence quelconque, et, par cela même, devant modifier brusquement les rapports de la dent et de l'appareil, sera un appareil douloureux, et c'est dans cette classe que rentrent les appareils de réduction que l'on ne porte que par intermittence.

Nous savons en effet que la dent qui n'est plus soumise à la force qui tend à la ramener revient rapidement dans sa position première, ainsi que nous l'avons dit plus haut, et en moins de temps qu'il ne lui en a fallu pour se déplacer.

Si donc, au début, l'application de l'appareil n'avait amené que de la gêne, il n'en sera pas de même, lorsque après un certain temps d'application, l'appareil, enlevé durant la journée, devra être replacé le soir ; alors, la dent déjà ébranlée aura repris sa première position, et sera très douloureuse ; ce n'est qu'avec de grandes difficultés qu'on parviendra à réappliquer l'appareil, et cette application sera accompagnée de douleurs violentes.

Ces déplacements réitérés des appareils amovibles ont en outre l'inconvénient d'augmenter, d'une façon déplorable, la durée du traitement qui, dans certains cas, peut devenir indéfinie. On rencontre des sujets qui disent avoir subi, sans résultat, un traitement de deux années consécutives. On comprend le dommage qui peut en résulter, tant pour les dents chargées de porter l'appareil que pour les dents déviées elles-mêmes.

Il est facile de comprendre en effet que, si la force agissante est permanente, l'action du jour et celle de la nuit s'additionnent, tandis que, si l'action est intermittente, le jour viendra détruire le résultat que la nuit aura produit. Aussi ne puis-je m'expliquer comment on a pu écrire que le volume considérable des appareils en caoutchouc était une indication formelle d'abréger le traitement le plus possible et conseiller, à cet effet, de ne les porter que d'une manière intermittente; nous venons d'établir qu'en opérant de la sorte on fait juste ce qu'il faut pour augmenter indéfiniment le temps durant lequel on sera obligé d'avoir recours à l'appareil. Le déplacement répété des appareils par le sujet n'est d'ailleurs admissible que dans les cas très simples. Si l'on considère en effet les difficultés qui se présentent, au point de vue de l'agencement des forces réductrices, alors qu'on est obligé d'obtenir des mouvements combinés, comme cela arrive dans la majorité des cas, on est obligé de reconnaître qu'une main exercée sera seule apte à ces différentes applications, que l'on peut regarder comme impraticables de la part du patient.

Le plan incliné peut répondre à ces indications. Il a cet avantage, regardé par Magitot comme le criterium de tout appareil sérieux, « d'être toujours mobile, et maniable très aisément par le sujet lui-même »[1]. Mais dans la majeure

[1]. *Loc. cit.*, p. 184.

partie des cas, où l'on a réellement besoin d'exercer une pression pour forcer la dent à rentrer dans l'harmonie générale, ainsi que cela se voit chez des sujets d'un certain âge, il a l'inconvénient de rester sans action efficace, au point de vue de la réduction, et d'amener toujours, et d'autant plus rapidement qu'on opère sur un sujet plus jeune, un phénomène, auquel on devait s'attendre, l'entre-bâillement des deux arcades. L'intervention du plan incliné a fait cesser le contact réciproque des arcades et a permis aux molaires d'acquérir une longueur anormale : ainsi s'est trouvé constituée cette difformité, dont l'importance est en rapport avec la durée même du traitement.

A toutes ces imperfections que nous venons d'énumérer il convient d'en ajouter une capitale, commune à tous les appareils et qui les condamne sinon à l'inaction, du moins à une action très modérée : *c'est leur défaut de fixité.*

Il est utile de remarquer que, dans les différents ouvrages qui se sont occupés de ce sujet, c'est à peine si les auteurs parlent du mode de fixation de l'appareil. Ils attachent à ce point si peu d'importance, qu'il semblerait, en les lisant, que la fixation de l'appareil est la chose la plus facile et la moins importante de l'opération ; et, cependant, l'on peut affirmer hardiment que la fixité de l'appareil est la condition *sine quâ non* du succès, bien que quelquefois elle soit difficilement réalisable. En effet, il est facile de comprendre que, si le point d'attache ne présente pas une résistance suffisante, c'est évidemment l'appareil qui cédera. *Donnez-moi un point d'appui*, disait Archimède, *et je soulèverai le monde ;* de même je dis ici : Donnez-moi un point d'appui résistant, et toute réduction devient un jeu.

Pour obtenir la fixité de l'appareil, d'aucuns, ainsi que

le pratiquaient Fauchard[1], Bourdet[2], Fox[3], etc., se servent de fils noués sur les dents; les autres se servent de petits *anneaux* suivant rigoureusement le contour des dents et les embrassant au niveau du rebord gingival, de manière à suivre exactement les saillies et les creux des couronnes. Ce sont là évidemment des moyens défectueux et qui ne donnent qu'une fixité relative, incapable même de résister, ainsi que nous avons pu l'observer pour des appareils de maintien, à la faible tension de dents redressées, tendant à reprendre leur ancienne position vicieuse. Les intervalles, s'il en existe, rendent la chose moins problématique, en permettant d'embrasser une dent sur une plus grande étendue, particularité que Magitot a toujours eu l'heureuse fortune de rencontrer, ainsi que nous le montrent les planches XI, XII et XIV[4], représentant les différentes anomalies qu'il a eu occasion de traiter. Mais on n'a pas toujours cette heureuse fortune, et, même dans ces circonstances favorables, on obtiendra, par ces procédés, une fixité encore insuffisante, vu le peu d'élévation des dents de lait, leur forme particulière et le peu de solidité que présentent ces dents, généralement en voie de renouvellement, à l'époque de ces traitements. Les dents adultes, seules, par leur solidité et leur forme différentes, pourraient fournir, pour ces procédés, un point d'attache plus résistant, mais encore tout à fait insuffisant. Nous terminerons en faisant remarquer que ces appareils, en vulcanite, sont très difficiles, sinon impossibles à modifier dans leur ensemble, et qu'ils ne se prêtent en aucune façon

1. *Loc. cit.*, t. II, p. 96 et suivantes.
2. *Loc. cit.*, t. II, p. 19-25.
3. *Loc. cit.*, page 71, pl. 6 et 7.
4. *Loc. cit.*, fig. 2, 48-15, etc.

à.l'agencement, continuellement modifiable, des forces employées.

Quant aux forces mises en jeu pour obtenir la réduction, les unes seraient nulles, sans le secours de l'appareil qui leur fournit l'élasticité qui leur manque, et les autres insuffisantes. Les chevilles de bois comprimé et placé debout rentrent dans la première catégorie et de plus sont d'un effet désastreux sur l'émail des dents, en leur point de contact. Ce n'est pas en effet suivant l'axe des fibres ligneuses que nous devons chercher le gonflement, mais bien suivant une direction perpendiculaire à ces fibres, et, si l'on obtient des résultats avec la première disposition, il ne faut pas l'attribuer à l'allongement des chevilles, mais bien, comme nous l'avons dit, à l'effort exercé par le ressort même de l'appareil qui, éloigné, déplacé, par l'interposition d'une cale plus volumineuse que l'espace existant entre lui et l'organe à déplacer, tend à reprendre son assise, la position pour laquelle il a été exécuté.

Nous ne ferons que signaler les vis, procédé des plus défectueux à tous les points de vue et qui, de même que les chevilles, ne doivent leur action élastique qu'au ressort fourni par l'appareil tiraillé.

Les ressorts métalliques, susceptibles de fournir une force élastique en dehors de tout déplacement d'appareil, sont, nous devons le dire, d'une application difficile, exigent des conditions toutes spéciales, très peu modifiables avec la marche de l'opération, et entraînent toujours une gêne considérable, peu en rapport avec les avantages qu'on serait en droit d'en attendre. Les fils de soie seraient préférables, mais ils ne nous fournissent qu'une action peu efficace, et de courte durée.

Fauchard et Bourdet ont employé des bandes métalliques récrouies, c'est-à-dire rendues élastiques par le martelage. Ces bandes, fixées solidement en un point, puis ramenées par leur extrémité libre au contact des dents à réduire, produiraient bien une force continue, susceptible d'amener quelques résultats, et seraient dignes d'être employées encore de nos jours, si nous n'avions pas à notre disposition des moyens plus simples et de beaucoup plus énergiques, les fils de caoutchouc élastiques.

Je n'aurais certainement rien dit des différents appareils ou mieux des différents petits moyens de M. Farrar de Brooklin (de New-York), si je ne trouvais chez l'auteur une conclusion fausse, déduite d'un principe mécanique vrai.

En mécanique, dit-il, on distingue deux genres de mouvement : l'un positif, l'autre probable. Les mouvements de la vis ou de la roue dentée sont typiques du premier ; ceux du tambour et de la courroie sont typiques du second. Le premier est calculable ; le second ne l'est pas. Or, comme d'après le même auteur une dent ne doit pas, par 24 heures, exécuter plus de 0,1 à 0,15 de millimètres de déplacement, le premier procédé seul est applicable, puisqu'il nous permet de savoir exactement le chemin parcouru. Et comme preuve de cette définition, la première figure qu'il nous présente est un cas de rotation d'une incisive centrale gauche, qu'il cherche à réduire à l'aide d'un fil de caoutchouc placé sur une seconde petite molaire du même côté et agissant à l'extrémité d'un bras de levier de un centimètre, le tout situé à l'intérieur de la voûte palatine, après cependant avoir posé ce principe que pour régulariser les dents il faut tout d'abord assurer le confort et le bien-être du sujet !

Enfin, s'occupant plus de calculer le chemin parcouru par

la dent que de la force agissante, sans toutefois indiquer
comment il fait pour calculer le déplacement inévitable de
la seule dent choisie comme résistance, il en arrive à cette
conclusion, que tous les appareils de redressement, établis
uniquement sur le principe de la vis, permettent à volonté
d'exécuter un mouvement intermittent du degré que l'on
désire, tandis que les autres, agissant uniquement d'après le
principe des bandes élastiques et des ressorts, susceptibles
seulement d'une action continue, sont défectueux, *et, ne
s'harmonisant pas avec les lois physiologiques,* sont très aptes
à déterminer de l'inflammation et de la douleur. Enfin, nous
aurons une idée complète de la valeur de ces procédés, ayant
aujourd'hui cours dans les écoles américaines, lorsque nous
aurons dit que, pour maintenir l'appareil et le fil qui doit
opérer la réduction, l'opérateur, moins habile ou moins patient que ne l'était Schange[1] en 1842, ne recule pas devant
la trépanation de la dent pour y sceller une cheville ou y
introduire une vis.

La multiplicité de tous ces appareils, dont je n'ai signalé
particulièrement que ceux que l'on pourrait appeler clas-
siques, et les différentes modifications que chacun s'est plu
à y apporter suivant les besoins de l'opération, sont autant
d'indices de l'imperfection des procédés et de l'inefficacité des
moyens. Tous ces moyens ne servent qu'à embrouiller cette
partie, pourtant simple, du traitement des déviations dentaires, en faisant croire qu'à chaque cas correspond un appareil spécial, destiné à en obtenir la réduction. Les déviations pouvant varier à l'infini, on comprend qu'il soit permis
d'hésiter devant la multiplicité des appareils.

1. *Précis sur le redressement des dents,* J. A. Schange, Paris, 1842.

Dans le chapitre suivant, nous allons nous demander d'abord quelles seraient les conditions d'un appareil parfait, puis nous indiquerons celui qui nous est propre et auquel nous accordons la préférence, persuadé qu'il répond à toutes les conditions requises. Car dans tous les cas déjà nombreux, puisqu'ils s'élèvent à plus de mille, d'anomalies traitées par nous, mon père et moi, il a toujours, depuis plus de vingt ans, fourni des résultats irréprochables à tous les points de vue.

CHAPITRE IV

DE NOTRE APPAREIL.

Le redressement des dents présente à considérer *deux choses* bien distinctes : l'appareil en lui-même et les forces agissantes :

1° L'appareil, qui ne doit être qu'un tuteur, un point fixe résistant, une base d'opération servant à diriger, à maintenir les forces mises en jeu.

2° Les forces employées, seuls moyens actifs de réduction.

Faute d'établir cette division, on est amené infailliblement à tous ces tâtonnements que nous venons de signaler.

Au point de vue théorique le meilleur appareil serait évidemment celui qui, virtuel, c'est-à-dire ne présentant aucune masse, par suite aucune gêne, aucun embarras, fournirait en même temps un point d'appui, fixe et résistant, à une force douce, progressive et constante, entièrement indépendante de la volonté du sujet.

Tous nos efforts ont eu pour but de nous rapprocher autant que possible de cet appareil théorique, et c'est en prenant
ces données comme point de départ que nous avons donné à
notre appareil la disposition suivante :

Appareil. — Cet appareil se compose le plus générale
ment de deux capsules métalliques (BC, fig. 30) faites de platine dur, repoussé, de telle sorte qu'elles reproduisent en
creux, aussi exactement que possible, la forme extérieure
des différentes dents qu'elles doivent emboîter.

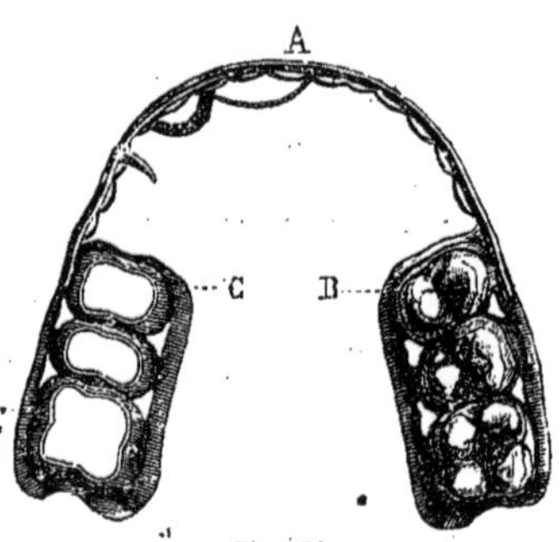

Fig. 31.

Les dents, ainsi enveloppées, seront généralement les
deuxièmes petites molaires et la première grosse molaire de
chaque côté chez un sujet adulte, les molaires de lait chez
un sujet plus jeune.

Les deux capsules se trouvent réunies par une galerie A
(fig. 30) de platine ou d'or, à section plan convexe, et d'une
largeur de 2 millimètres, dont la face plane est tournée du
côté des dents. De plus, la partie supérieure de l'appareil
doit correspondre exactement (nous verrons pourquoi par
la suite) au bord libre des gencives ; elle porte une série

de petits anneaux (A, fig. 31) obtenus à l'aide d'un fil de même métal de $\frac{3}{10}$ de millimètre de diamètre, ondulé et soudé au point de contact.

Les capsules qui recouvrent les dents et doivent, comme nous venons de le dire, en reproduire tous les contours, présentent également un rebord gingival (E, fig. 31) d'à peine cinq millimètres de hauteur et qui se prolonge en dehors et en dedans.

Ces capsules sont pleines (B) ou découpées à jour (C, fig. 31), suivant que l'on a besoin ou non d'obtenir l'écartement des

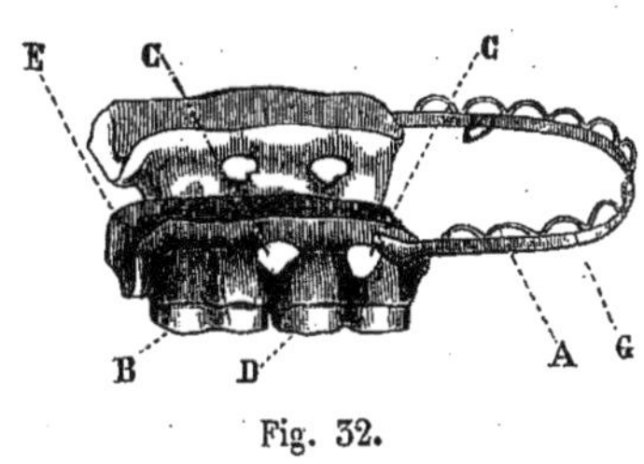

Fig. 32.

deux arcades. Si, cependant, l'épaisseur même du métal, comme cela arrive dans certains cas, n'était pas suffisante, de petits patins en hippopotame, fixés à l'aide de goupilles rivées, viendraient fournir l'épaisseur nécessaire.

Dans tous les cas, ces parties surajoutées doivent, d'une part, s'ajuster rigoureusement sur l'appareil ; d'autre part, être exactement articulées avec les dents correspondantes de la mâchoire opposée, qui doivent y retrouver leurs points de repère normaux. Si la surélévation est inutile, ces capsules, découpées à la face triturante, laisseront les dents dans leurs rapports ordinaires avec les dents antagonistes. De plus, aux faces palatines et jugales se remarquent de petits trous (C C', fig. 31), correspondant exactement à l'intervalle de séparation de chaque dent; par ces orifices de forme triangulaire, à angles arrondis, passeront les fils métalliques d'argent, de 3/10 de millimètre de diamètre, qui vont servir à obtenir l'immobilité de l'appareil. Ces fils ne contournent pas la dent, ils passent seulement dans les intervalles existant normalement au niveau du collet des dents, puis, repliés sur eux-mêmes, ils viennent, en passant par la face triturante, se réunir au premier chef avec lequel on les tord, ou, selon l'expression technique, on les vrille, formant ainsi à la face jugulaire de la dent une petite saillie rigide de 2 à 3 millimètres qu'on fait basculer dans l'orifice laissé au collet, évitant ainsi toute saillie qui pourrait, par le mouvement continuel des joues, amener une lésion quelconque de la muqueuse. Cette disposition présente cet avantage considérable de ne pas lier la solidité du point d'appui à un étranglement de la couronne.

La galerie porte exactement sur chaque dent dont le déplacement immédiat n'est pas nécessaire, et y prend un point d'appui, à l'aide d'une ligature qui prend dans la même anse la dent et la galerie. Un cercle complet déterminerait une vive douleur qui empêcherait de supporter l'appareil.

J'insiste autant sur cette première phase de l'opération parce que je la considère comme la plus sérieuse, bien que généralement ce soit celle sur laquelle on passe volontiers, n'y attachant que peu ou point d'importance. Cependant, si l'on veut obtenir promptement un résultat favorable et se mettre du même coup à l'abri de tous les ennuis que l'on éprouve avec les appareils ordinaires, c'est une condition *sine quâ non* de bonne réussite ; il faut à tout prix que l'appareil résiste àux efforts auxquels on va le soumettre, et que, pour ainsi dire, scellé aux dents, il semble, par son immobilité, faire partie du squelette même.

Aucun appareil, à notre avis, ne présente des points de fixité suffisante. Sont-ils maintenus à l'aide de fils de soie entourant les dents, ainsi que le pratiquait Fauchard, Bourdet, Fox? Ce procédé, qui n'était pas sans donner quelques résultats, avait l'inconvénient d'embrasser la dent en entier et par suite d'amener une sensibilité de l'organe, due quelquefois à un déplacement même de ces fils qui, nécessairement placés d'abord immédiatement au-dessus des parties renflées de la dent, glissent et viennent soit comprimer, soit même décoller le rebord gingival de la muqueuse; de plus, ces fils se fatiguent facilement, c'est-à-dire que, serrés au début par leur retrait sous l'influence de l'humidité, ils perdent peu à peu de ce retrait, peuvent échapper et laisser à l'appareil une mobilité des plus nuisibles au résultat de l'opération et des plus pénibles pour le patient.

A-t-on recours à ces ponts métalliques, portant de petits crochets destinés à venir se fixer en dehors, à la face externe des dents? Ces points d'appui, qui sont quelquefois incapables d'offrir une résistance suffisante même à la faible tension exercée par des dents redressées sur les appareils de maintien, ne sauraient résister à une action énergique; ils sont même complètement impraticables, lorsqu'on est obligé de se fixer sur des dents de la première dentition.

Je dois encore citer le procédé dit *à charnière*, qui se compose de deux pointes métalliques arquées, réunies entre elles par un fil rond enfermé dans un tube soudé à la partie latérale de l'appareil. Ces pointes mobiles, situées exactement en face des interstices des dents molaires, viennent en basculant s'introduire dans des trous ménagés à l'appareil pour pénétrer ensuite entre les vides laissés par les dents entre elles. Mais ce procédé ne donne encore que des résultats défectueux sous tous les rapports.

Les chevilles de bois, qui sont les moyens le plus généralement employés, doivent cependant être entièrement rejetées, vu leur action délétère sur les dents.

En résumé, dans l'appareil à l'emploi duquel nos observations se rapportent, la fixité du point d'appui est due à l'encapuchonnement des molaires, et la stabilité de la résistance est assurée par la présence, dans l'intervalle des dents, de ces petites anses en platine, qui immobiliseront le tout, sans étranglement et sans pression nuisible.

Forces. — Avec un point d'appui aussi stable et aussi peu gênant, l'emploi de la force active du redressement est simplifié.

Cette puissance nous est fournie par des fils de caoutchouc vulcanisé. Ces fils sont de différentes grosseurs ; nous avons adopté les trois dimensions suivantes :

Le n° 1, le plus faible, de forme prismatique, à section carrée, mesure 1 millimètre de côté, et est susceptible de développer une puissance de 1 kilogramme.

Le n° 2, moyen, a 2 millimètres de côté, et peut fournir une action double, c'est-à-dire de 2 kilogrammes.

Le n° 3, le plus fort, de forme prismatique également, mais à section rectangulaire, mesure 3 millimètres sur un côté et 5 sur l'autre, et n'est généralement employé que distendu, puis abandonné à lui-même, c'est-à-dire, comme force de compression. Ces fils présentent, au point de vue de la pratique, une grande supériorité sur les anneaux en caoutchouc, qui, dans certains cas, peuvent rendre quelques services. Ils permettent d'obtenir la pression exacte, juste, que l'on désire, et sont d'un maniement plus facile; ils répondent à toutes les indications, utilisés, soit en traction, soit en compression.

C'est cet appareil simple, rappelant très sommairement par sa disposition générale l'appareil à bandeau extérieur, qui nous a permis, ainsi que nous allons le voir dans les observations suivantes, d'obtenir sans inconvénient aucun ni pour le patient, ni pour les organes traités, la réduction de dents déviées tant à la mâchoire supérieure qu'à la mâchoire inférieure; et cela, chez des sujets quelquefois âgés de trente-huit ans. Nous sommes loin des idées émises par Fox qui, à la suite de tentatives, probablement peu favorables, de réduction, avait été amené à cette conclusion que : « le temps « convenable pour toute espèce de changement avantageux « dans la position des dents est avant la troisième et la qua- « trième année; car après cette époque les alvéoles ont un « grand degré de force, et les dents y sont fixées de ma- « nière qu'on ne puisse leur imprimer aucun mouve- « ment[1]. »

Tel est l'appareil unique, toujours le même, qui va, dans tous les cas d'anomalies susceptibles de réduction, nous servir de point fixe, de base d'opération. Que nous ayons besoin d'exercer soit une pression, soit une traction, ou même ces deux forces combinées, c'est toujours sur lui que nous prendrons notre point d'appui. Cet appareil étant en métal, on peut, suivant les exigences de chaque cas en particulier, ra-

1. Fox, *loco citato*, p. 69.

pidement ajouter ou supprimer l'une quelconque des petites parties accessoires. On peut de plus allonger ou raccourcir l'arc de cercle, suivant les besoins de la réduction, diminuant ainsi la gêne de l'appareil sans jamais être obligé d'en modifier le gros œuvre; ce que l'on ne doit jamais faire dans le cours d'un traitement.

Quant à la force employée, elle est permanente, et on pourrait presque dire constante[1], vu le peu d'importance du déplacement éprouvé chaque fois par l'organe. Cette force agira ainsi huit jours, sans que l'on ait besoin de rien changer à l'appareil, si tout a été bien arrangé et bien combiné. Hâtons-nous d'ajouter, en effet, que, si l'appareil est simple, les moyens employés sont très énergiques et, par cela même, ont besoin d'être utilisés d'une manière toute spéciale et avec beaucoup de soin et de prévoyance.

Une fois la réduction obtenue, si rien ne vient s'opposer au retour de la dent dans sa position vicieuse primitive, il faudra, avant de débarrasser le patient de son appareil réducteur, avoir recours à un appareil de maintien.

Appareils de maintien. — Comme appareils de maintien, les appareils en caoutchouc durci vont reprendre leur rôle, et la proposition, formulée à tort par Magitot au sujet des appareils redresseurs, va devenir vraie pour eux. Ils doivent toujours occuper l'arcade redressée; ils sont à bandeau simple, soit interne, soit externe, c'est-à-dire, variable avec la réduction à maintenir; ils peuvent n'être portés qu'alternative-

---

1. Nous employons ici le mot dans sa véritable acception, et non comme l'ont fait jusqu'ici tous les auteurs qui l'ont employé pour désigner des forces essentiellement intermittentes, telles, par exemple, que celles fournies par les chevilles ou les vis.

ment; on choisira la nuit de préférence. Il faudra donc qu'ils soient amovibles, c'est-à-dire que le sujet pourra à volonté les enlever et les remettre alternativement.

CHAPITRE V

OBSERVATIONS [1].

Connaissant maintenant exactement nos moyens de fixité, notre base d'opération, et les forces dont nous pouvons disposer, nous allons, en passant successivement en revue les différentes anomalies que nous avons choisies comme sujet d'observation, faire ressortir les rapports de ces deux facteurs, les rapprochant des différents moyens mis journellement en usage dans des cas semblables, de façon à en montrer les analogies et les dissemblances.

1. Un grand nombre des observations rapportées a été pris parmi les cas les plus difficiles et les plus compliqués de la clinique de mon père, et, autant que le hasard nous a servis, parmi ceux ayant déjà subi, sans succès, différents modes de traitement, et considérés de ce fait comme au-dessus des ressources de l'orthodontosie.

Observation XII.

Antéversion totale de l'arcade supérieure, compliquée de rotation des deux médianes [1].

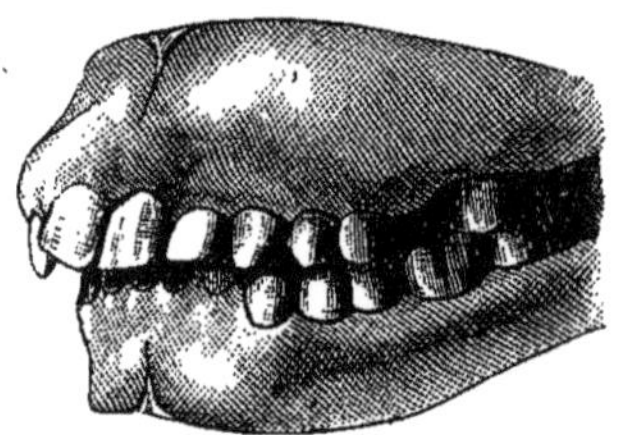

Fig. 33. — Avant le traitement.

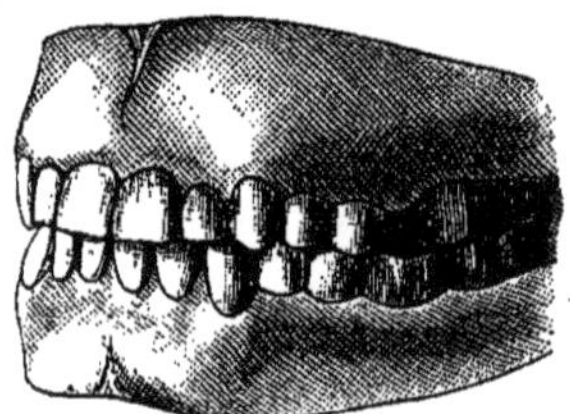

Fig. 34. — Après le traitement.

SOMMAIRE ANALYTIQUE.

Traitement.
{ Réduction. { 9 juin 1877. / 2 octobre 1877. } 4 mois.
{ Contention. { 10 octobre 1877. / 11 mars 1878. } 6 mois.

Chez Mlle B..., âgée de 20 ans, les dents de l'arcade supérieure sont séparées des dents correspondantes de l'arcade inférieure par un espace de plus d'un centimètre, mesure prise de la face antérieure des médianes inférieures au bord libre des médianes de l'arcade supérieure. De plus, les incisives ne sont pas dans la direction de la courbe parabolique normale, elles sont en rotation *ab-centrique externe*, c'est-à-dire que les faces antérieures sont situées dans des plans différents, qui forment un angle dièdre dont l'ouverture est dirigée en avant.

Circonstance favorable, deux dents manquent à la série : à gauche, la dent de sept ans; à droite, la canine, dont il reste la racine. La disposition des autres dents est normale — Au point de vue de la disposition des dents sur la courbe parabolique, la mâchoire inférieure est presque régulière; mais les molaires n'ont pas leur longueur normale; elles dépassent à peine de trois milli-

1. *Des exigences typographiques nous ont contraint de montrer en réduction les différents cas de nos observations, diminuant d'autant les difformités à réduire. Nous avons cependant préféré cette reproduction scrupuleuse à une autre, théorique, moins vraie, mais assurément plus frappante.*

mètres le rebord gingival. De plus, les deux petites molaires gauches sont inclinées en dedans et rencontrent, par leur face labiale, les dents supérieures
correspondantes. Enfin, la région incisive, plus développée, donne à l'ensemble
de la mâchoire inférieure cette forme arquée, dite en *bateau*, que nous avons
signalée en parlant de la genèse de cette anomalie.

Rapport des deux arcades. — Les deux arcades ne se correspondent pas.
Les dents du haut sont en avance d'une dent sur leurs rapports normaux, c'est-
à-dire que la deuxième petite molaire du haut, qui, régulièrement, doit tomber
entre la deuxième petite molaire du bas et la première grosse molaire, vient
s'*articuler* en se plaçant entre les deux petites molaires, et ainsi pour le reste
de la série, et cela pour les deux côtés. — A l arcade inférieure, les dents de la
région antérieure viennent frapper la gencive, à 2 millimètres en arrière du
talon des incisives médianes supérieures.

Aspect général. — Lèvre supérieure courte; dents apparentes et débordant
sur la lèvre inférieure. En un mot, profil général décrit plus haut, avec les petites modifications inhérentes à chaque type particulier.

Traitement. — Dans ce cas, nettement caractérisé, d'antéversion totale de l'arcade supérieure, toutes les dents de
l'arcade déviée se trouvant portées vers la région antérieure
et par suite, en terme technique, avançant d'une dent d'*articulé*, l'indication formelle était de rétablir l'articulé normal
de la région molaire; c'était le seul moyen d'obtenir l'espace
nécessaire au refoulement de la région incisive, si nous ne
voulions pas avoir recours à l'extraction des deux dents
symétriques. Mais, d'un autre côté, comme les rapports
modifiés des molaires entre elles n'entraînaient, au point de
vue fonctionnel, aucun inconvénient, c'eût été compliquer
bien inutilement, si ce n'est toutefois au point de vue dé-
monstratif, une opération déjà longue par elle-même.

Nous aurions donc supprimé une petite molaire de chaque
côté, nous plaçant ainsi dans des conditions plus favorables,
si deux dents n'avaient déjà manqué au sujet, une canine
à droite et une première grosse molaire à gauche. Nous
n'avions plus à choisir, il fallait utiliser les vides existants.

La mâchoire inférieure, elle aussi, aura besoin d'être modifiée, car les dents incisives venant s'imprimer sur la gencive, immédiatement en arrière du talon des dents à rentrer, l'espace existant ne serait pas suffisant ; de plus, elles viendraient, dans l'état présent, tendre par leur choc continuel à rejeter en avant les dents que nous nous efforcerions de rentrer, jouant à leur égard le rôle de plan incliné. Il faut absolument que nous obtenions un vide suffisant entre les dents de la région antéro-supérieure et les mêmes dents correspondantes de l'arcade inférieure. Pour cela nous pouvons avoir recours à l'élongation soit spontanée, soit provoquée[1], des molaires de la mâchoire inférieure, réduisant ainsi simultanément deux difformités différentes, mais complémentaires l'une de l'autre. Du reste, dans le cas particulier qui nous occupe, les deux petites molaires de gauche, redressées, vont nous donner l'élévation suffisante.

L'appareil appliqué fut l'appareil que nous avons décrit plus haut et qui sera toujours le même, à l'exception des petites modifications nécessitées par le caractère particulier de chaque anomalie.

Les points fixes sont obtenus : à droite, à l'aide de la capsule métallique enveloppant trois molaires ; à gauche, par des anneaux qui entourent les deux dernières molaires. L'appareil, portant exactement sur toutes les faces externes des dents, y trouve des points d'appui ; il faut excepter toutefois la deuxième petite molaire, qui est la première dent que nous allons déplacer. L'immobilité de l'appareil étant ainsi obtenue, nous commençons le traitement, en attirant la deuxième petite molaire dans le vide laissé par

---

1. Je dis provoquée, car on peut également déterminer à volonté soit l'élongation, soit le raccourcissement d'une dent (voy. *Émergence*).

la perte de la première grosse molaire. Le jour même où nous plaçons l'appareil, nous ne posons qu'un fil de soie, remplacé quatre jours après par un fil de caoutchouc élastique n° 2, sans toutefois l'amener, du premier coup, à son maximum de tension. Tous les huit jours, nous renouvelons ce caoutchouc jusqu'à ce que la dent ait parcouru un peu plus de la moitié de l'espace qu'elle a à franchir; puis nous ne la maintenons plus que par des fils de cordonnet de soie dont l'action, moins forte, va cependant continuer, doucement, l'impulsion donnée. Nous opérons de même pour la première molaire qui va rejoindre sa congénère. Si les deux molaires se touchent, avant que la deuxième petite, déplacée, ait atteint la grosse molaire, nous répétons l'opération, ainsi qu'il vient d'être dit, une fois ces dents en contact. La série des molaires reprend alors son aspect normal, d'autant plus qu'ici la couronne de la deuxième grosse molaire reproduit là s'y méprendre les caractères d'une première molaire.

Cette lenteur de la marche, du moins par rapport à la même dent, est inévitable toutes les fois que l'on a une grande étendue à parcourir, sans quoi l'on s'exposerait à voir la dent s'incliner sous l'effort, basculer dans l'espace vers lequel on la sollicite, surtout si le vide est dû à une avulsion récente.

L'indication est donc, dans ces cas, de procéder avec lenteur, de faire parcourir un certain chemin, puis de maintenir le résultat obtenu à l'aide de fils, dont la rétraction sous le fait de l'humidité va continuer l'impulsion première, mais d'une manière beaucoup plus douce ; puis, de passer à la seconde, pour parcourir le même cercle, si cela est nécessaire.

Les dents étant ainsi réunies, nous les avons encapuchonnées comme celles du côté opposé ; le temps le plus difficile de l'opération est dès lors accompli. Nous venons, du moins pour ce côté, de rétablir les petites molaires, dans leurs rapports normaux avec les dents homologues correspondantes de la mâchoire inférieure ; il nous reste à rentrer les dents antérieures et à modifier la courbe anormale, que nous présente le profil de la mâchoire inférieure.

Dans ce but, les capsules de chaque côté ont été munies de plaques de métal, à surface droite, de telle sorte que la mâchoire inférieure, en se fermant, venait rencontrer les dents du haut, en laissant un vide entre les deux petites molaires. Cette disposition, qui est un inconvénient dans certains appareils, nous permettra d'obtenir, durant le redressement même des dents du haut, l'élévation qui manquait aux molaires.

L'appareil étant ainsi modifié, nous agissons sur la région incisive, en débutant par la canine ; nous attirons cette dent à l'aide de tractions, obtenues par une disposition analogue à celles qui viennent d'être décrites pour la petite molaire. Nous agissons alors sur les petites incisives ; nous les refoulons simultanément, en ne leur faisant parcourir qu'une certaine étendue du chemin. Lorsqu'un vide suffisant s'est produit, entre les dents et la galerie, nous soudons un morceau d'or, formant corde, et portant sur la face antérieure de ces mêmes dents qui se trouvent ainsi maintenues.

Les grandes incisives, comme nous l'avons fait pour les incisives latérales, vont être déplacées à l'aide de pressions, obtenues par des prismes de caoutchouc, distendus, et placés entre la galerie et la face antérieure des grandes incisives, puis abandonnés à eux-mêmes. Une fois ces dernières rentrées de l'épaisseur même du caoutchouc n° 3, nous rapprochons la galerie de la face externe des dents, et nous répétons l'application du caoutchouc, comme s'il s'agissait d'un premier déplacement à obtenir. Dans tous les cas, il faut avoir bien soin de se réserver le plus de points fixes possible et ne jamais entreprendre toutes les dents à la fois.

L'opération a duré quatre mois, du 9 juin au 2 octobre 1877 : à cette époque, les dents sont entièrement redressées et sont même dans l'état d'orthognathisme le plus parfait ; aucun vide n'existe plus entre la petite incisive et la première petite molaire ; un léger intervalle sépare encore, à gauche, la deuxième petite molaire, de la première grosse. —Un appareil de maintien occupant la voûte palatine et l'extrémité libre des grandes incisives est placé le 10 octobre 1877. Cet appareil est disposé de telle sorte qu'il permette encore l'élongation des petites molaires, insuffisamment allongées.

Cet appareil de maintien a été porté pendant plusieurs mois, nuit et jour, et, n'ayant observé rien de fâcheux pendant cette période, nous ne le conseillons plus que la nuit. —Enfin, le 11 mars 1878, tout appareil est supprimé.

Observation XIII.

Hémi-antéversion latérale gauche, arcade supérieure.

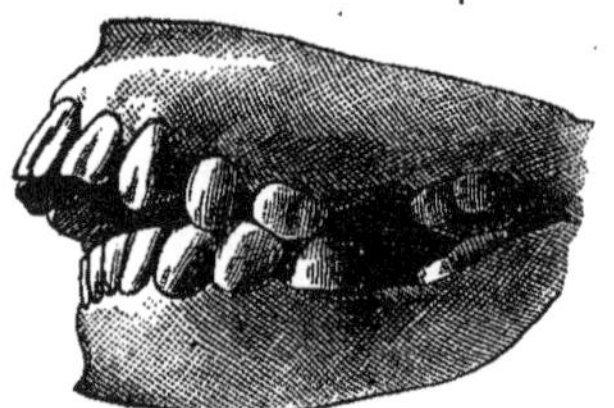

Fig. 35. — Avant le traitement.

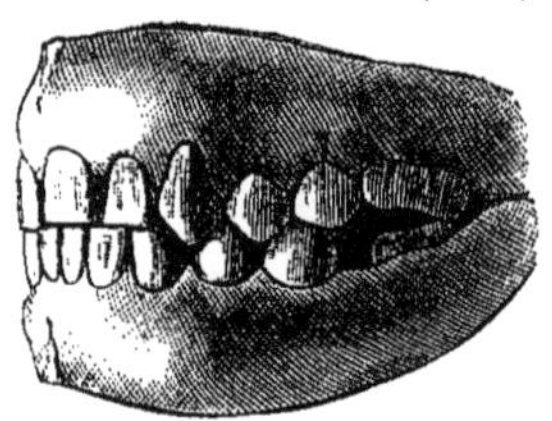

Fig. 36. — Après le traitement.

SOMMAIRE ANALYTIQUE.

Traitement.
Réduction. 13 octobre 1875. 23 mars 1876. 5 mois et 10 jours.
Contention. 25 avril 1876. 16 octobre 1876. 6 mois et demi.

Mlle M... agée de dix-neuf ans, se présente à nous au mois d'août 1875. La lèvre supérieure est courte ; les dents de l'arcade supérieure proéminent fortement. Nous avons affaire à un cas d'antéversion manifeste.

A l'examen, nous trouvons l'arcade inférieure bien développée, d'une régularité parfaite, tant au point de vue de la direction des dents et de leurs rapports entre elles qu'au point de vue de la forme générale. L'arcade supérieure, évasée, déjetée en avant, laisse un espace vide de plus d'un centimètre entre les deux bords libres tranchants des médianes des deux arcades ; les dents inférieures de la région antérieure ne portent pas sur la gencive ; un vide de 7 millimètres les en sépare, ce qui ne fait qu'augmenter la difformité, car la langue apparaît continuellement entre les deux arcades et la prononciation revêt un caractère de zézaiement très accentué. En examinant plus en détail, nous remarquons que l'intervalle qui sépare les deux médianes se trouve reporté à droite du plan médian passant entre les deux centrales inférieures, de presque la totalité d'une dent, ce qui nous amène à envisager les rapports des dents de la région postérieure. En ce qui concerne les molaires de droite, tout est normal ; mais à gauche nous trouvons que la première petite molaire du haut correspond à l'intervalle de la canine et de la première petite molaire du bas, espace réservé d'habitude à la canine. La deuxième petite molaire supérieure, elle aussi, se trouve en avance d'une dent et vient correspondre à l'intervalle des deux petites molaires inférieures, tandis que ces rapports existent normalement, comme on le sait, entre la deuxième petite et la première grosse molaire. Les rapports normaux des molaires gauches du haut et du bas se trouvent donc modifiés, celles de l'arcade supérieure étant toutes reportées en avant.

Traitement. — Dans cette observation, nous nous trouvons en présence d'une antéversion. Cette antéversion, d'une nature toute particulière, reconnaît pour cause une sorte de torsion unilatérale du maxillaire supérieur, torsion portant sur la région des molaires, que nous trouvons toutes en avance sur leur position normale ; un développement irrégulier du bourgeon maxillaire supérieur gauche est la cause évidente de cette difformité. L'antéversion est donc primordiale, due à une conformation vicieuse ; c'est un prognathisme de conformation, constituant ce que nous appellerons une *hémi-antéversion ;* et ceci est tellement vrai que, si nous rétablissons les rapports normaux *d'articulé* des dents supérieures avec les dents du bas, nous obtiendrons l'espace nécessaire à la réduction des dents de la région incisive, dont la ligne médiane occupera alors le plan de symétrie.

L'indication du traitement ressort de ce que nous venons de dire. C'est sur le côté gauche, seul, que nous allons avoir à opérer et que vont tendre tous nos efforts ; c'est lui qui va nous fournir l'espace, nécessaire au retour, dans leur position normale, de toutes les dents déviées de la région incisive.

Le 13 octobre 1875, un appareil, identique à celui que nous avons décrit, est appliqué. Nous devons dire ici que les quatre premières grosses molaires manquent. A la mâchoire supérieure celle de droite va nous faire défaut, en dimi-

nuant nos points d'appui ; à gauche, nous enlevons les trois
racines, derniers vestiges de la dent. Nous procédons comme
dans le cas précédent et avec la même lenteur au début.
L'appareil de réduction posé le 15 octobre 1875 est retiré
le 23 mars 1876, et notre malade, munie d'un appareil de
maintien, composé d'un simple fil métallique, en demi-jonc,
venant se fixer aux grosses molaires, nous quitte avec les
dents d'une régularité irréprochable : les dents du haut
viennent toutes rencontrer celles du bas, suivant des rapports normaux, et l'interstice qui sépare les deux médianes
supérieures, revenu dans le plan symétrique médian, correspond alors exactement à l'interstice des deux médianes
inférieures. Après l'analyse, la synthèse démontre donc que
nous avions raison de dire que, dans ce cas, nous nous trouvions en présence d'une *antéversion asymétrique*, c'est-à-dire
ne portant que sur un seul côté.

Tous les traitements avaient été tentés sans succès, et le
bâillon, particulièrement, avait amené un état particulier
de surexcitation chez la malade. Cette surexcitation était la
conséquence obligée de la céphalalgie, due à la compression
exercée par les bandes élastiques, et de la fatigue résultant
d'un repos imparfait ; aussitôt que la patiente se laissait
aller au sommeil, elle venait, par des changements incon-
scients de position, heurter soit d'un côté, soit de l'autre, la
tige rigide de l'appareil. et celle-ci, en se déplaçant, déter-
minait une gêne et même une douleur suffisante pour rappeler la malade au décubitus dorsal.

Tout autre appareil que celui employé pouvait-il nous
procurer les mêmes résultats, dans le même temps, sans
aucune douleur et avec aussi peu de gêne ? Nous pouvons
répondre hardiment que non ; car on avait mis tout en

œuvre. Sans parler des inconvénients généraux, communs aux appareils que nous avons signalés plus haut, nous devons dire que, dans ces cas, les appareils à double bandeau ou à bandeau unique interne sont de toute impossibilité, la forme de la voûte palatine se modifiant incessamment par le fait même du refoulement des dents.

Dans les deux cas précités, les gencives, refoulées, recouvraient presque la totalité des faces palatines des dents antérieures, ainsi que cela se voit sur les moulages successifs que nous avons conservés, pour marquer les étapes du traitement. Il est donc de toute évidence que, bridées entre la face postérieure des dents et le bord antérieur de la partie palatine d'un appareil, les gencives se seraient étranglées sur cette dernière en déterminant de la douleur et même certains accidents inflammatoires. Je parle ici des appareils à double bandeau à pression antérieure. Les accidents seraient encore bien plus sérieux, si ces appareils étaient à traction postérieure, car les fils viendraient encore tracer des sillons, produire des déchirures de la muqueuse et déterminer même de la périostite ; autant d'inconvénients et par suite de contre-indications à ajouter à la gêne de ces appareils en caoutchouc, surtout dans ces cas particuliers où ils recouvrent des parties déjà saillantes.

Enfin, nous devons le dire en terminant, aucun de ces appareils ne se serait prêté, d'une façon aussi commode, aux modifications incessantes et, dans ces cas, très considérables, que l'on a été obligé d'apporter au tuteur, par suite de la marche même de la réduction.

Nous avons revu notre malade en février 1879, c'est-à-dire près de trois ans et demi après l'achèvement du traitement ; nous n'avons rien remarqué, si ce n'est peut-être une régularité, encore plus grande, de l'ensemble de la bouche.

Observation XIV.

Antéversion symétrique des canines inférieures.

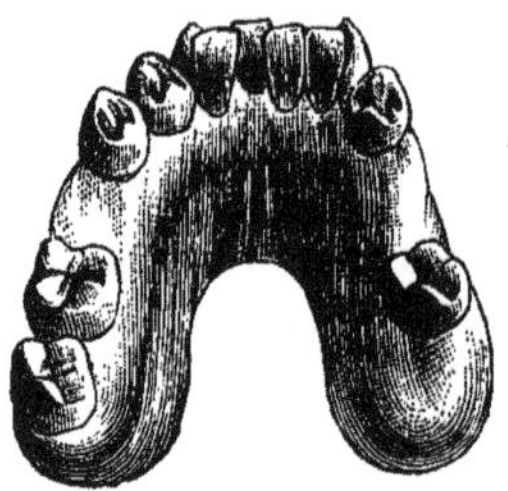

Fig. 37. — Avant le traitement.

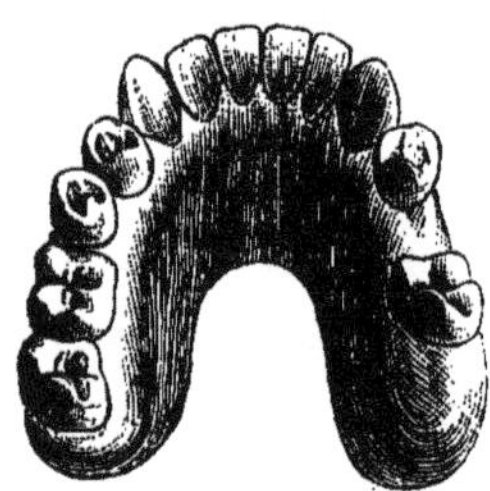

Fig. 38. — Après le traitement.

SOMMAIRE ANALYTIQUE.

Traitement. { Réduction. { 10 février 1876. / 3 mai 1877. } 3 mois. / Contention. — 0 —

M. D. est un homme de plus de trente-deux ans ; il se présente à notre consultation, pour nous demander s'il serait possible de remédier à une malposition des canines de la mâchoire inférieure. En dehors du désagrément esthétique qu'elle présente, la disposition vicieuse de ces deux dents, en s'accentuant de jour en jour, a amené, surtout à gauche, l'ébranlement de l'incisive latérale correspondante de l'arcade supérieure.

A l'examen, nous trouvons l'arcade supérieure parfaitement régulière, à l'exception de la petite incisive, légèrement déviée et très chancelante. A gauche, deux dents manquent à la série : la seconde petite molaire et la première grosse molaire.

A l'arcade inférieure, les dents qui existent sont assez régulièrement disposées. Cependant les deux canines sont projetées en dehors ; celle de gauche surtout est tout à fait hors rang, de telle sorte que la première petite molaire est contiguë à l'incisive latérale. A droite, la deuxième petite molaire et la première

grosse molaire manquent; à gauche, la première grosse molaire fait défaut; et cependant ces vides n'ont pu amener spontanément la réduction de la difformité.
N'avons-nous pas le droit d'en conclure que l'intervention de l'art est nécessaire,
que nous ne devons pas, dans la majeure partie des cas, compter sur le bon
vouloir de la nature, mais que nous sommes, le plus souvent, obligés de l'aider
et souvent même de la forcer ?

Traitement. — L'appareil employé ici fut celui que
nous avons indiqué dans les cas précédents. La galerie
se trouve toujours extérieurement située. La position relative des petits anneaux qui s'étendent d'une extrémité à l'autre
de cette galerie se trouve seule modifiée. Ils correspondent
ici au bord qui regarde l'extrémité libre des dents.

Nous commençons par attirer la deuxième petite molaire
dans le vide laissé par l'absence de la dent de sept ans, puis
nous pratiquons la même opération sur la première petite
molaire. L'espace nécessaire pour placer la canine étant obtenu, nous refoulons cette dernière à l'aide de prismes de
caoutchouc n° 3, dont nous varions l'épaisseur, suivant la
marche de l'opération. Ces prismes, d'abord distendus, sont
ensuite abandonnés à eux-mêmes et viennent ainsi exercer une
pression considérable, dans le sens antéro-postérieur. La
même disposition de traitement réduit promptement la canine
de droite moins saillante. L'appareil a parfaitement bien
fonctionné; il n'a amené aucun arrêt dans les occupations
très actives du client. A peine visible, il est passé inaperçu
mêmes pour les membres de la famille.

Enfin, l'appareil, posé le 10 février 1877, a été retiré le
3 mai 1877, les dents ayant parfaitement recouvré leur harmonie et leurs rapports normaux. Les dents de l'arcade supérieure ont dans ce cas favorisé et maintenu la réduction.

Je ne crois pas que nous puissions attribuer l'ébranlement de l'incisive à l'élongation de la canine ; je crois plutôt

que c'est l'inverse que nous devons admettre. En effet, cette dent n'étant pas la seule qui présente cette particularité, il est plus logique d'en faire remonter la cause à une affection du périoste. Nous ajouterons que la canine, ne rencontrant plus dans cette dent antagoniste la résistance susceptible de la maintenir, s'est allongée ainsi qu'elle l'aurait fait, si un espace vide se fût trouvé devant elle.

Nous avons revu et nous revoyons assez souvent le patient. Rien, jusqu'ici, n'est venu modifier la régularité obtenue ; ce qui nous permet, vu le temps écoulé (cinq ans), de croire à la fixation définitive des dents redressées.

OBSERVATION XV.

Rétroversion totale de la région incisive.

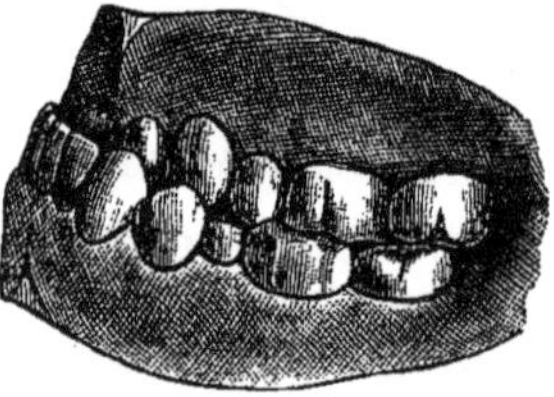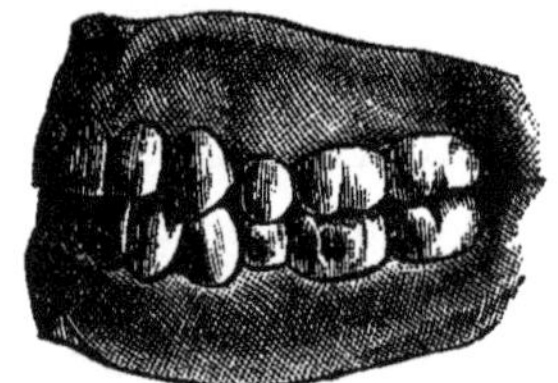

<table>
<tr><td>Fig. 39. — Avant le traitement.</td><td>Fig. 40. — Après le traitement.</td></tr>
</table>

SOMMAIRE ANALYTIQUE.

Traitement.	Réduction.	Mars 1860. Avril 1860.	2 mois.
	Contention.	— 0 —	

Chez le jeune R..., sujet de quatorze ans, les dents de la région antéro-supérieure sont recouvertes par les dents du bas ; elles ont gardé toutefois une disposition régulière et normale, dans leurs rapports réciproques, sauf cependant pour la petite incisive droite, qui se trouve en rotation *incentrique latérale*. Deux dents manquent à la série, à gauche une petite molaire, à droite une première grosse molaire ; et cependant aucun vide n'existe. Ces dents ont été enlevées en province comme moyen de traitement. A la mâchoire inférieure, la série des dents est complète et régulière, sauf cependant pour les secondes petites molaires de chaque côté, qui se déjettent en dedans; résultat de l'extraction prématurée des grosses molaires temporaires. Nous ferons remarquer que toutes les dents de la région antérieure sont fortement inclinées en dedans, de telle sorte que leur face postérieure rencontre, sur toute leur étendue, la face antérieure des dents supérieures.

Comme il était facile de s'y attendre, les rapports des deux arcades sont modifiés dans le sens de leur engrènement réciproque. Les pointes des canines supérieures correspondent, à gauche, à l'interstice des deuxièmes petites molaires; à droite, on les trouve un peu en arrière du milieu de la première petite molaire.

Traitement. — Au point de vue du redressement, nous n'avons eu qu'à nous occuper de l'arcade supérieure, qui à elle seule constituait la difformité. La réduction des molaires du bas en inclinaison latérale interne ne nous ayant pas été demandée, l'appareil employé a été comme toujours l'appareil à galerie externe, précédemment décrit; il a été posé en mars 1860. Au bout de deux mois à peine, en avril de la même année, nous quittions le sujet, avec les dents parfaitement régulières ; les dents de la région incisive recouvraient de 5 millimètres les dents homologues correspondantes de l'arcade inférieure, aucune élongation des molaires ne s'étant produite, grâce à la disposition de l'appareil employé.

Nous sommes loin, comme on le voit, des résultats même favorables obtenus dans le traitement de cette difformité par tout autre appareil. Généralement tout ce que l'on peut obtenir est de faire rencontrer bout à bout les dents. Heureux, si un écart ne se montre pas entre les rebords tranchants des dents antagonistes !

Observation XVI.

Rétroversion des quatre incisives, compliquée de latériversion des médianes.

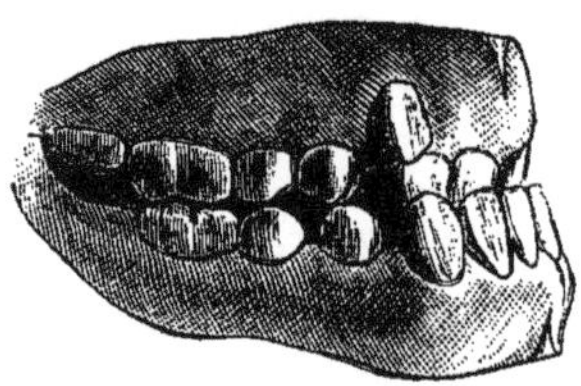

Fig. 41. — Avant le traitement.

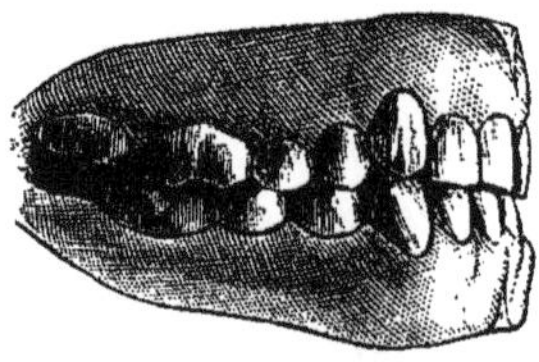

Fig. 42. — Après le traitement.

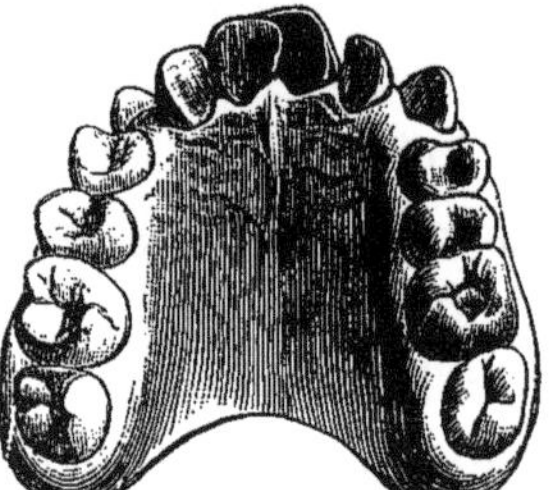

Fig. 43. — Avant le traitement.

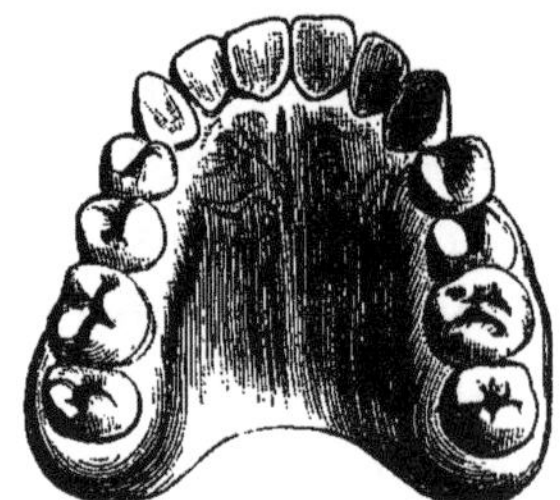

Fig. 44. — Après le traitement.

SOMMAIRE ANALYTIQUE.

Traitement.	Réduction.	Décembre 1862. Février 1862.	3 mois.
	Contention.	— 0 —	

Chez Mlle R..., âgée de treize ans, sœur du précédent, toutes les dents de la région incisive sont en rétroversion, à l'exception cependant de la canine droite, qui se montre en dehors de l'arc parabolique et forme *défense*. De plus, les deux incisives centrales chevauchent l'une sur l'autre ; celle de gauche recouvre celle de droite de plus de trois millimètres.

A la mâchoire inférieure, toutes les dents sont régulièrement disposées ; une seule, la première grosse molaire de droite, a été extraite, certainement avant l'apparition de la seconde, car cette dernière est venue en occuper la place, sans laisser aucun vide entre elle et la deuxième petite molaire. Les dents de la région incisive inférieures présentent encore, mais toutefois à un degré moindre, cette inclinaison en dedans que nous avons signalée.

Traitement. — Dans ce cas encore, notre appareil a eu un plein succès, bien que la difformité à redresser fût plus complexe. Nous avions à traiter, en effet, non seulement la rétroversion de la presque totalité de la région incisive, mais encore l'antéversion de la canine et le chevauchement de l'incisive centrale gauche.

L'appareil, ainsi que le montre le résultat obtenu, a parfaitement répondu à toutes ces indications.

La rétroversion et la latériversion ont été réduites à l'aide de tractions appropriées, et l'antéversion de la canine a cédé, sous l'effort de prismes de caoutchouc comprimé, dont la force d'expansion agissait sur la canine, en prenant son point d'appui sur la galerie. Et, nous devons le faire remarquer en passant, ces deux pressions, exercées en sens inverse, loin de nuire au bon fonctionnement de l'appareil, lui sont au contraire favorables. En effet, ces tractions en sens contraire, pour ainsi dire complémentaires l'une de l'autre, se neutralisent, de telle sorte que l'effort exercé sur les points d'appui se trouve diminué et n'est plus représenté que par la différence des deux puissances.

Après trois mois de traitement, la jeune personne nous quittait, avec l'arcade supérieure parfaitement régulière, ainsi que le montrent les figures n°ˢ 43 et 45, représentant le moulage, pris deux mois après la fin du redressement.

Observation XVII.

Hémi-rétroversion latérale gauche, compliquée d'antéversion de la canine droite.

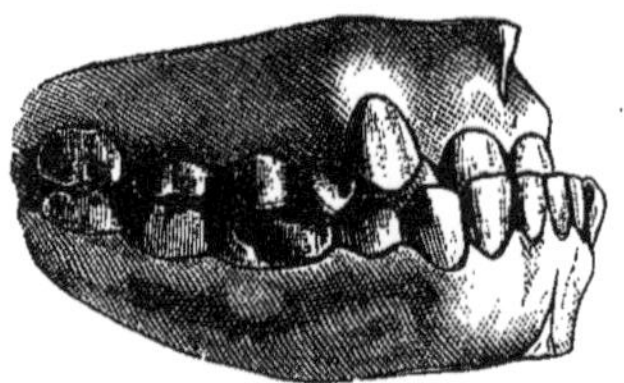

Fig. 45. — Avant le traitement.

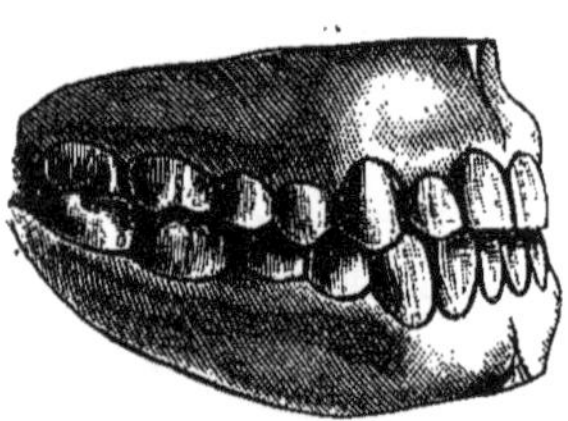

Fig. 46. — Après le traitement.

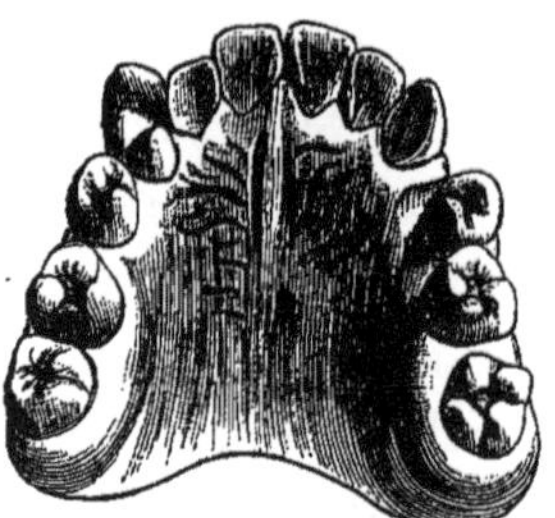

Fig. 47. — Avant le traitement.

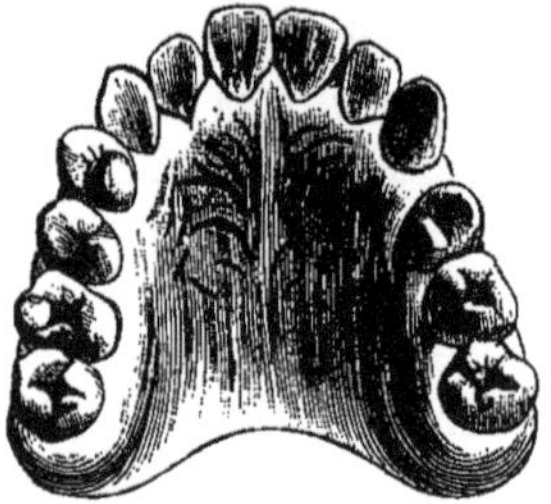

Fig. 48. — Après le traitement.

SOMMAIRE ANALYTIQUE.

Traitement actif. {
Réduction. {
arc. sup. { 16 novembre 1875. / 6 mars 1876. } 5 mois.
arc. inf. { 21 avril 1876. / 10 juin 1876. } 2 mois.
}
Contention. — 0 —
}

Le sujet qui va nous fournir cette observation est un jeune homme, âgé de dix-neuf ans, grand, fort, bien développé, chez lequel la rétroversion se montre

encore plus accentuée que dans les cas précédents. Les dents sont très volumineuses; les incisives médianes mesurent plus d'un centimètre de largeur. Toutes
les dents de cette région, ainsi que les molaires de gauche, sont en rétroversion,
avec exagération de la difformité pour la petite incisive, située encore plus en
arrière et recouverte par la médiane de près de 1 millimètre. A droite, la canine
est en dehors de l'arcade formant une *véritable défense*; à gauche, la première
petite molaire manque.

A la mâchoire inférieure, les incisives recouvrent presque entièrement celles
de l'arcade supérieure. Toutes les dents de cette arcade sont, d'ailleurs, assez
régulièrement disposées. A droite, cependant, la courbe s'infléchit légèrement en
dedans ; à gauche, la dépression, portant sur les deux petites molaires inclinées
en dedans, se fait sentir brusquement. Cette difformité est rendue encore plus
sensible par la saillie de la canine, qui, située presque dehors son rang, s'incline en avant et chevauche sur l'incisive latérale. Dans ce cas encore, la région incisive inférieure présente une légère inclinaison, dans le sens antéropostérieur.

Dans le rapport des deux arcades, nous l'avons dit, les dents du bas recouvrent
les deux tiers des dents du haut ; les rapports normaux du côté droit sont conservés. Mais, à gauche, ils sont reportés d'un rang d'*articulé*, en arrière, de
telle sorte que la canine du haut correspond à l'interstice des deux petites molaires du bas, et ainsi de suite pour le reste de la série. Nous pourrions donc
dire que nous sommes en présence d'une *rétroversion asymétrique unilatérale
gauche*.

Traitement. — Ici encore, le mode de traitement a
été le même que précédemment ; le même appareil, placé le
16 novembre 1875, nous a servi de point d'appui, tant dans
les tractions que dans les pressions que nous avons eues
à exercer.

Les deux premières grosses molaires de la mâchoire inférieure étaient cariées ; nous avons pratiqué l'extraction, ce
qui a facilité notre tâche, sans nuire au sujet, car ces dents
étaient cause d'abcès alvéolo-dentaires, revenant périodiquement. Du reste, ces extractions ont été pour nous une source
d'instructions, en nous permettant d'apprécier la résistance
que nous aurions à vaincre; en effet, ces dents, pourvues de
racines proportionnées à leur volume, étaient d'une solidité
exceptionnelle.

Ces extractions, faites au début du traitement, nous ont permis d'appliquer sur l'arcade inférieure, immédiatement après la réduction des dents du haut, un appareil en tous points semblable à celui posé sur l'arcade supérieure et prenant ses points fixes par le même procédé. Cet appareil nous a permis d'obtenir du 21 avril au 15 juin, c'est-à-dire en moins de deux mois, le refoulement de la canine et le redressement des deux petites molaires, inclinées en dedans. Pour cette arcade, comme pour l'arcade supérieure, l'appareil, outre ses points d'attache sur les grosses molaires, venait emprunter un point d'appui sur chaque dent régulièrement disposée.

Le refoulement de la canine supérieure droite a été obtenu, ainsi que nous l'avons dit dans les observations précédentes, en faisant varier la grosseur des prismes de caoutchouc proportionnellement au chemin parcouru, sans jamais dépasser l'épaisseur du n° 3 ; on avait toujours soin d'en régulariser l'action, à l'aide de petites saillies métalliques qui, emboîtant les prismes sur les côtés, les guidaient et les forçaient ainsi d'épuiser leur action, suivant une direction déterminée à l'avance. Dans ce cas particulier, les efforts déployés pour amener le déplacement des organes ont été considérables ; on peut les évaluer à une force de 4 kilogrammes, agissant d'une façon constante sur chaque dent. En effet, nous avons été obligé, vu la résistance rencontrée, de doubler les forces mises en jeu, c'est-à-dire que, les premiers fils n° 2 étant en place, nous en disposions un second immédiatement au-dessous, doublant ainsi l'action du premier. Quant à la pression exercée pour le refoulement de la canine, on peut l'évaluer à plus de quatre kilogrammes, le n° 3 ayant été utilisé en son entier. — C'est à l'aide de ces moyens énergiques que nous avons pu obtenir, au bout de sept mois, la réduction totale des deux difformités, ainsi que le montrent les figures 47 et 49, qui reproduisent le moulage de la mâchoire, pris trois mois après la fin du traitement.

Dans ce cas particulier surtout nous pouvons affirmer, étant donné les difformités premières, qu'aucun appareil mis en usage ordinairement n'aurait pu produire de tels effets et donner des résultats aussi prompts et aussi complets.

OBSERVATION XVIII.

Rétroversion des incisives supérieures, compliquée d'hétérotopie des deux canines.

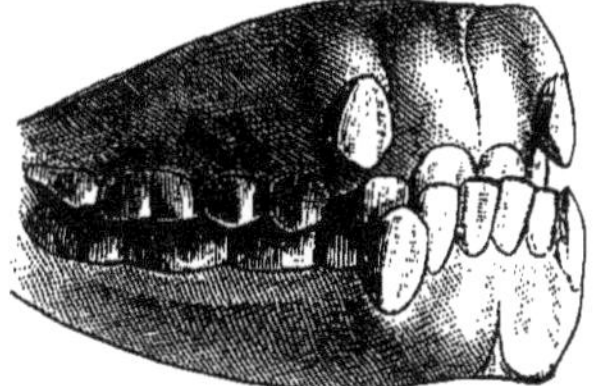

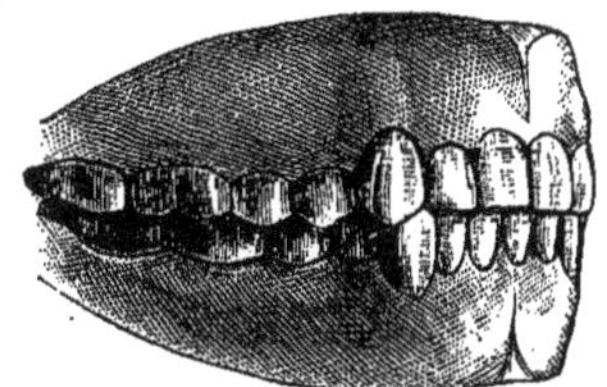

Fig. 49. — Avant le traitement.   Fig. 50. — Après le traitement.

SOMMAIRE ANALYTIQUE.

Traitement.
{ Réduction. { 15 novembre 1868. } 3 mois.
{ 25 février 1869. }
{ Contention. — 0 —

Chez ce jeune collégien de quinze ans, les incisives supérieures sont en rétroversion et recouvertes, aux trois quarts, par les dents inférieures ; les incisives latérales sont séparées des premières petites molaires par un espace qui atteint à peine un millimètre, de telle sorte que les canines sont absolument en dehors de l'arcade.

Rien de particulier à la mâchoire inférieure, sinon que les deux canines, surtout celle de droite, sont un peu projetées en avant et chevauchent légèrement sur les incisives.

Traitement. — Le redressement s'est fait comme pour les cas précédents. Le traitement, commencé le 15 novembre 1868, est achevé le 25 février 1869. Au moment où nous retirons l'appareil, l'arcade supérieure est alors parfaitement régulière et le même vide de deux millimètres, qui primitivement existait entre la face antérieure des incisives centrales et le rebord des dents homologues de la mâchoire inférieure, se trouve maintenant exister entre la face antérieure des incisives centrales du bas et le bord libre des incisives centrales supérieures ; les canines sont réintégrées dans l'arcade, qui a recouvré sa forme parabolique normale.

La mâchoire du bas a été abandonnée à elle-même, vu le peu d'apparence de la difformité ; elle s'est redressée spontanément, une fois soumise à l'action des dents de l'arcade supérieure.

Le frère et la sœur, chez lesquels une malformation presque analogue existait, nous ont été amenés, il y a à peine trois semaines, et cependant la réduction complète se trouve aujourd'hui déjà opérée. — C'est dire l'heureux résultat obtenu, et le bon souvenir laissé dans l'esprit des parents par une précédente opération qui remontait à plus de onze ans.

Observation XIX.

Rétroversion symétrique des médianes supérieures.

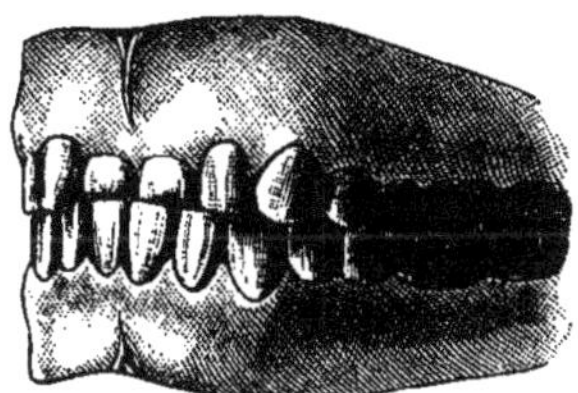

Fig. 51. — Avant le traitement.

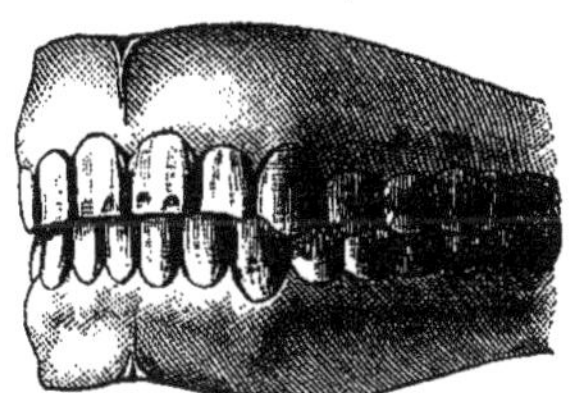

Fig. 52. — Après le traitement.

SOMMAIRE ANALYTIQUE.

Traitement.	Réduction.	25 octobre 1876. 6 décembre 1876.	1 mois.
	Contention.	— 0 —	

Cette observation porte sur un sujet entré à l'hôpital Beaujon pour une arthrite suppurée du genou, et sur lequel M. le professeur Dolbeau m'avait prié d'appliquer un appareil, pour la réduction des deux incisives centrales entièrement en rétroversion.

Jeune homme de vingt-six ans, blond, trapu ; l'arcade alvéolaire est parfaitement développée et présente même une dimension exagérée, car elle mesure, de la face interne d'une grosse molaire à l'autre, 4 centimètres et demi.

Les dents sont solidement plantées et résonnent à la percussion ; les incisives médianes sont imbriquées l'une sur l'autre, et tellement serrées qu'on les dirait incrustées l'une dans l'autre. Il existe, en effet, une petite dépression dans la face antérieure de l'incisive droite, dépression dans laquelle se loge la face postérieure de l'incisive gauche.

Traitement. — Une fois le tuteur en place, nous constatons qu'il nous est de toute impossibilité de faire passer un fil de cordonnet de soie dans les interstices des dents à redresser, tellement ces dernières sont serrées les unes contre les autres. Sans plus de résultat, nous essayons un fil à ligature. Nous sommes alors obligé de tourner la difficulté. Le passage obtenu, ces dents s'ébranlèrent sous l'effort du caoutchouc n° 2. Mais, une fois ce premier pas fait, elles demeurèrent stationnaires, et ce ne fut qu'en doublant la force, c'est-à-dire en appliquant deux anses de caoutchouc, que nous pûmes arriver à les mobiliser. Ce traitement, commencé le 25 octobre 1876, est terminé le 6 décembre de la même année, c'est-à-dire un mois et quelques jours après le début du traitement; tout appareil est alors enlevé, les dents ayant recouvré leur position normale. — Les deux dents ont été menées de front, et la force de traction exercée d'une façon permanente sur chacune d'elles peut être évaluée à quatre kilogrammes.

Ce cas est remarquable par la solidité avec laquelle ces dents étaient implantées; ces organes semblaient faire corps avec le maxillaire, et nous pouvons affirmer que nul autre appareil, avec les moyens de fixité que nous leur connaissons, n'aurait pu résister à cette force de traction de plus de huit kilos agissant constamment.

Observation XX.

Rétroversion symétrique des médianes supérieures.

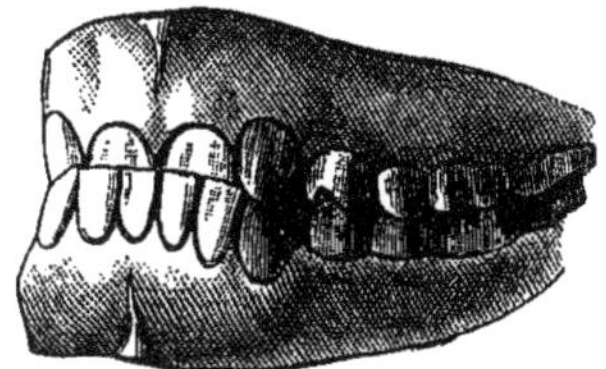

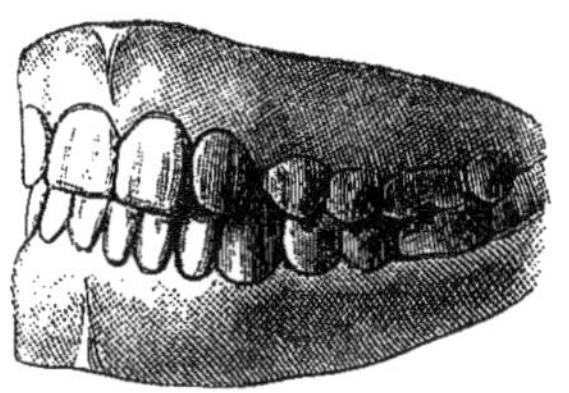

Fig. 53. — Avant le traitement.   Fig. 54. — Après le traitement.

SOMMAIRE ANALYTIQUE.

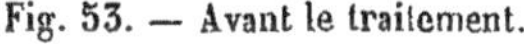

Traitement. { Réduction. { 12 décembre 1875. } 3 semaines.
                          { 4 janvier 1876. }
              { Contention.   — 0 —

Chez le jeune L...., sujet de treize ans, l'arcade présente un diamètre exa-géré ; la distance qui sépare les faces internes des deux premières grosses mo-laires est de plus de 4 centimètres ; la forme ogivale de l'arcade n'existe pas, c'est plutôt un arc de cercle, aplati en son milieu.

Les incisives médianes, en rétroversion, présentent une dimension insolite ; elles mesurent un centimètre de largeur. Les latérales manquent, et les canines sont contiguës, sans aucun intervalle ; le reste de la série des dents est normal. — Rien à remarquer du côté de l'arcade inférieure.

Traitement. — L'appareil, appliqué le 12 décembre 1875, est le même que précédemment ; il est retiré le 4 jan-vier 1876, c'est-à-dire après un traitement de moins d'un mois, puisque nous ne commençons les tractions à l'aide des fils élastiques que six ou huit jours après l'application de l'appareil.

Les dents ont été et sont restées parfaitement redressées, ainsi que nous le montre la reproduction du moulage, que nous venons de prendre en décembre 1878, c'est-à-dire deux ans après la fin du traitement.

Observation XXI.

Rétroversion symétrique des incisives latérales, compliquée de rotation incentrique latérale des médianes, avec antéversion de la canine droite.

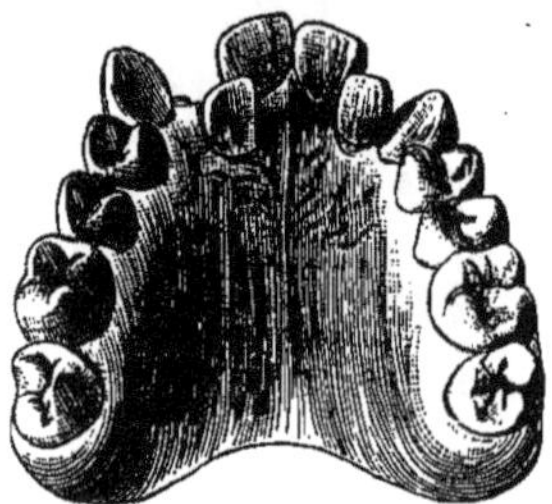 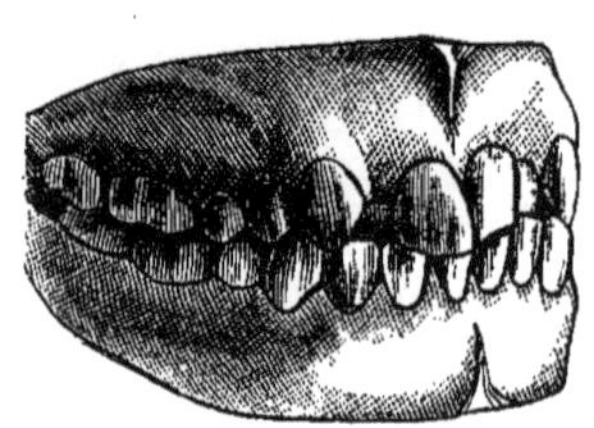

Fig. 55 et 56. — Avant le traitement.

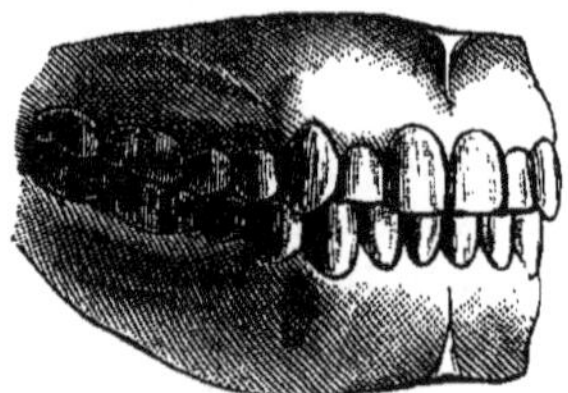

Fig. 57. — Après le traitement.

SOMMAIRE ANALYTIQUE.

Traitement.	Réduction.	8 mai 1874. 10 août 1874.	3 mois.
	Contention.	— 0 —	

Mlle C... est âgée de quinze ans. Ce qui frappe à première vue, à l'examen de la bouche, c'est la rétroversion des incisives latérales. L'incisive de gauche est encore apparente, l'espace existant entre la canine et la médiane de gauche étant de près de 7 millimètres, mais celle de droite est entièrement cachée, car un vide d'à peine 3 millimètres sépare la médiane de droite de la canine, qui se trouve faire saillie en avant et dans une position telle, que sa pointe se porte en dehors et en haut. L'incisive latérale se trouve donc entièrement cachée et de plus située tellement en arrière de l'arcade, qu'une distance d'un centimètre sépare sa face antérieure de l'extrémité libre de la canine.

La médiane droite, elle aussi, se trouve modifiée dans ses rapports ; elle est un peu en rotation sur son axe. — Rien de particulier à signaler pour l'arcade supérieure.

Traitement. — Dans ce cas compliqué, l'appareil nous a encore donné les meilleurs résultats.

Il nous faut en effet :

1° Trouver l'espace nécessaire au casement des 2 incisives latérales ;

2° Réduire la rétroversion de ces deux dents ;

3° Réduire l'antéversion de la canine ;

4° Enfin réduire la rotation de la médiane de droite.

Dans le cas présent, la réduction de la rétroversion n'était pas sans difficulté : car, si l'incisive de gauche n'avait que peu de chemin, c'est-à-dire un espace de 4 millimètres, à franchir pour venir retrouver l'alignement, il n'en était pas de même pour celle de droite, qui devait franchir une distance d'un centimètre.

Nous avons commencé par faire ressortir la canine de gauche, qui était trop serrée entre les dents du bas, et créé ainsi l'espace nécessaire à l'incisive latérale de gauche. Puis, la canine, l'incisive latérale et la centrale reposant toutes trois sur l'arc de cercle de notre appareil, nous avons réduit la rotation axile de la médiane droite, ce qui nous a fourni l'espace nécessaire au casement de la petite incisive de droite. Quant à l'antéversion de la canine, le refoulement en a été obtenu par le même mode de traitement que dans les exemples analogues précités.

Ces réductions, comme on le voit, sont des cas très compliqués et, cependant, l'appareil a répondu à toutes les exigences. — Enfin, le traitement, commencé le 8 mai 1874, a été terminé avec un plein succès le 10 août de la même année, et cela sans que nous ayons eu besoin d'avoir recours à aucune extraction.

Observation XXII.

Rétroversion isolée d'une incisive médiane gauche.

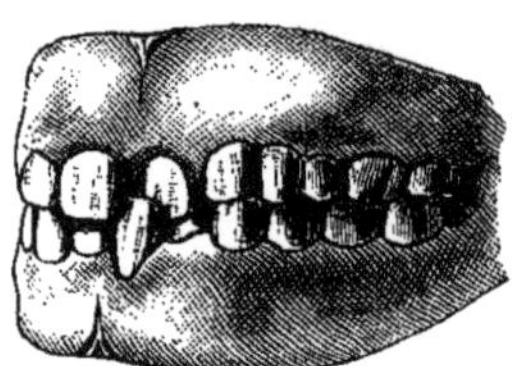

Fig. 58. — Avant le traitement.

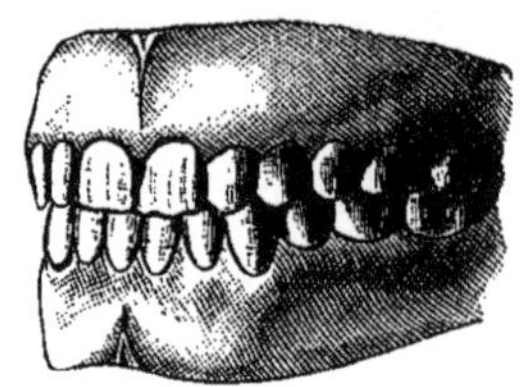

Fig. 59. — Après le traitement.

SOMMAIRE ANALYTIQUE.

Traitement. { Réduction. { 8 décembre 1877. } 6 jours.
{ { 14 décembre 1877. }
{ Contention. — 0 —

En novembre 1877, Mlle D...., âgée de neuf ans, est amenée à notre consultation. Nous remarquons, à la mâchoire supérieure, l'incisive médiane gauche en rétroversion ; le reste de l'arcade est assez régulièrement disposé, bien que les latérales présentent une légère rotation sur leur axe, anomalie qui, disons-le en passant, disparaîtra par la suite et sans traitement. A la mâchoire inférieure, l'incisive latérale gauche se trouve également en rétroversion ; elle occupe, par suite, un plan encore postérieur à celui de l'incisive supérieure qui vient, en raison de cette disposition, pénétrer à la façon d'un coin entre les deux incisives latérales gauches du bas.

Traitement. — Bien qu'irrégulièrement situées à première vue, ces deux dents, prises isolément, ont, comme on le voit, conservé entre elles leurs rapports normaux ; les désordres du bas sont consécutifs à la première déviation, qui a entravé la latérale inférieure dans son évolution régulière en avant.

Nous avons donc fait porter tous les efforts de la réduction sur l'incisive supérieure, persuadé que la latérale inférieure, vu l'âge du sujet, tendrait à reprendre d'elle-même sa position régulière.

C'est toujours à l'aide du même appareil et des mêmes moyens d'action, appliqués sur les dents de l'arcade supérieure, que nous avons opéré. L'appareil a été posé le 1er décembre 1877, les tractions à l'aide du caoutchouc n'ont été exercées que le 8, et cependant le tout a été retiré après réduction complète le 14 du même mois, c'est-à-dire, en nous rappelant ce que nous avons dit plus haut, après un traitement effectif de six jours. Nous avons revu depuis le sujet, et non seulement nous avons trouvé la dent redressée parfaitement à sa place, mais encore, et comme nous l'avions prévu, la latérale inférieure avait achevé d'elle-même son entière évolution en avant.

Observation XXIII.

Rétroversion isolée d'une incisive médiane droite.

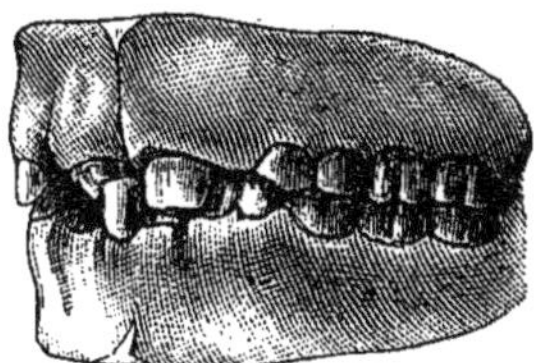

Fig. 60. — Avant le traitement.

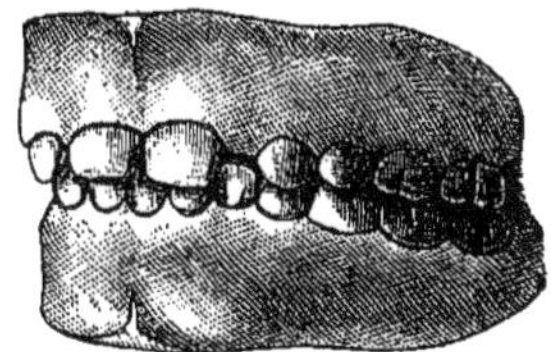

Fig. 61. — Après le traitement.

SOMMAIRE ANALYTIQUE.

Traitement.	Réduction.	1er juillet 1875. 8 juillet 1875.	8 jours.
	Contention.	— 0 —	

Mlle B..., âgée de 8 ans, nous est présentée le 20 juin 1875. A l'examen de la bouche, nous trouvons une évolution un peu en retard, du moins pour l'arcade supérieure, où les incisives médianes ont seules apparu. Les latérales sont même encore assez profondément situées, bien que les dents de lait correspondantes soient tombées depuis quelque temps. L'incisive médiane de droite, en rétroversion, vient s'introduire, par le fait du rapprochement des deux arcades, entre les incisives médiane et latérale de la mâchoire inférieure. De plus, cette dent s'est éloignée de sa parallèle, en se reportant vers la canine, dont elle est séparée par un espace d'à peine 2 millimètres.

Traitement. — Le 28 juin, nous apposons un appareil; trois jours après, le 1er juillet, nous plaçons les caoutchoucs destinés à opérer la réduction et, à la visite suivante, c'est-à-dire huit jours après, la dent se trouve avoir franchi l'arcade inférieure, est au niveau de sa congénère et rapprochée de la ligne médiane.

Ici, comme dans le cas précédent, nous ne nous sommes nullement occupé de l'incisive latérale du bas, comptant sur une réduction spontanée qui, surtout à cet âge, ne manque jamais, puisque c'est l'achèvement d'un processus normal. Ces deux cas, en effet, nous montrent les dents du bas ayant évolué, suivant la position anatomique qu'elles occupent dans le maxillaire; une dent mal placée de l'arcade supérieure est venue, qui les a empêchées de se porter en dehors, mais, l'obstacle ayant disparu, la nature reprend ses droits et le reste de l'évolution s'achève normalement.

OBSERVATION XXIV.

Rétroversion, isolée, d'une incisive latérale droite, compliquée d'antéversion de la canine et des molaires droites.

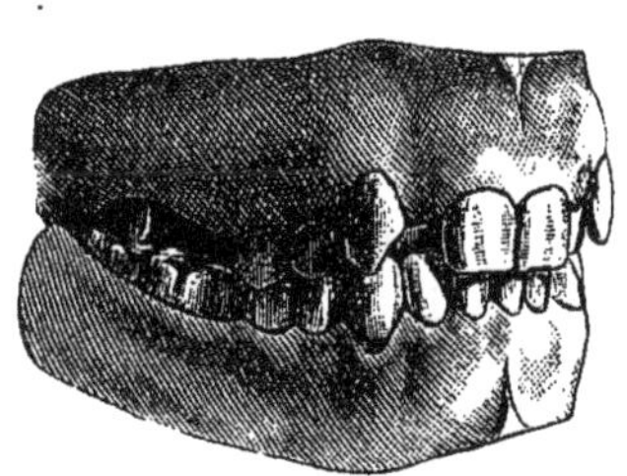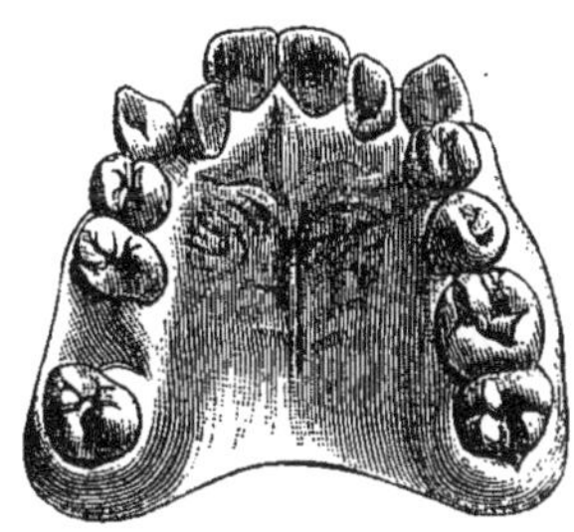

Fig. 62 et 63. — Avant le traitement.

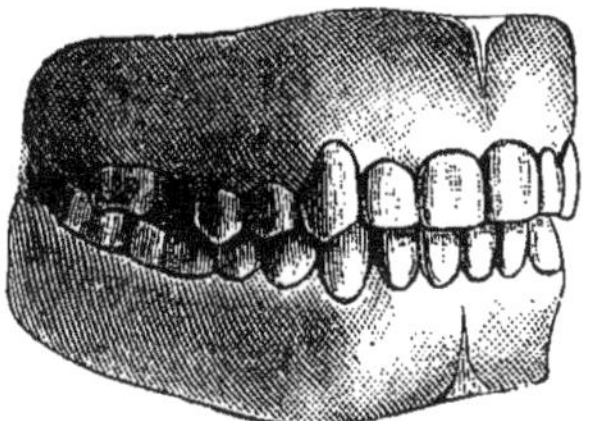

Fig. 64. — Après le traitement,

Traitement. { Réduction { 20 mars 1875. 15 juin 1875. } 3 mois. Contention. — 0 —

Le 8 mars 1875, Mlle D..., âgée de 16 ans, nous est présentée pour nous demander la réintégration dans l'arcade, et au niveau des autres dents, de l'incisive latérale droite, située dans un plan tout à fait postérieur et entièrement masquée par les dents voisines. Les deux canines font légèrement saillie ; celle de droite, en hétérotopie, se trouve rapprochée de la médiane, laissant à peine entre elle et cette dernière un espace de 5 millimètres ; le reste de l'arcade est régulier.

Rien de particulier à signaler à la mâchoire inférieure.

Si nous examinons les rapports de ces deux arcades entre elles, nous les trouvons réguliers à gauche, mais à droite nous voyons la canine et la série des molaires reportées en avant correspondre juste aux dents homologues inférieures, c'est-à-dire toutes d'une demi-dent d'*articulé* en avance sur leurs rapports réguliers. De ce même côté, la première grosse molaire manque, ou du moins il ne reste que des racines.

Traitement. — Le 20 mars, nous posons notre appareil.

L'espace nécessaire au refoulement destiné à faire rentrer les petites molaires et la canine dans des contacts normaux avec les dents du bas est emprunté au vide produit par l'absence de la dent de sept ans, dont nous avons enlevé les racines restantes. Opérant ainsi que nous l'avons dit plus haut, nous attirons successivement chacune de ces dents, jusqu'à ce qu'elles viennent reprendre leur position normale, c'est-à-dire correspondre aux interstices des dents du bas. C'est là le temps le plus compliqué et le plus long de l'opération.

L'espace ainsi obtenu, il ne nous reste plus qu'à porter en avant l'incisive latérale, ce qui se fait rapidement. Nous profitons de l'appareil pour replacer dans la courbe parabolique l'incisive latérale gauche qui formait une légère dépression. Enfin, le 15 juin 1875, c'est-à-dire après trois mois à peine de traitement, l'arcade ayant recouvré une régularité parfaite et le vide de la dent manquante se trouvant réduit à deux millimètres, nous retirons l'appareil. Plusieurs fois depuis il nous a été donné de revoir le sujet, et rien n'est venu modifier l'heureux résultat obtenu.

OBSERVATION XXV.

Rétroversion asymétrique; — arcade supérieure : médiane gauche et latérale droite; — arcade inférieure : latérale droite, avec hétérotopie de la canine.

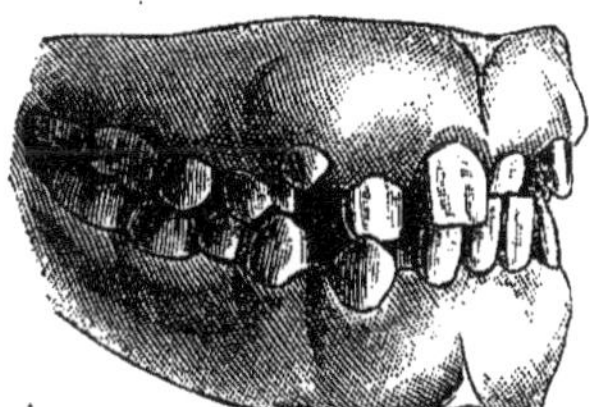

Fig. 65. — Avant le traitement.

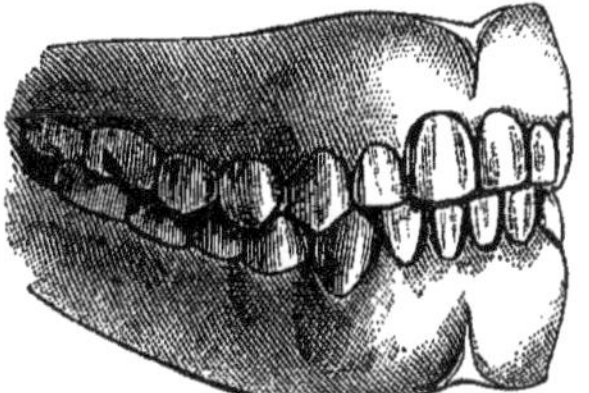

Fig. 66. — Après le traitement.

SOMMAIRE ANALYTIQUE.

Traitement.
Réduction.
Arc. sup.
16 octobre 1860.
23 novembre 1860.
Arc. inf.
24 novembre 1860.
29 décembre 1860.
2 mois et demi.
Contention.
— 0 —

Le jeune B..., âgé de treize ans et demi, a les arcades dentaires bien développées. Cependant, le renouvellement complet des dents n'est pas entièrement achevé ; les deux canines sont en retard, celle de droite dépasse la gencive de quelques millimètres, et celle de gauche pointe à peine ; la dent de lait correspondante persiste, l'incisive latérale de gauche et la latérale de droite sont en rétroversion ; le reste de l'arcade est régulier.

A la mâchoire inférieure, l'incisive latérale droite est également en rétroversion, de telle sorte qu'entre l'extrémité de son bord libre et la face postérieure de la dent homologue du haut il existe un espace de deux millimètres. La canine, en hétérotopie, se trouve reportée vers la ligne médiane, laissant de chaque côté, entre elle et les dents voisines, un intervalle de deux millimètres en avant et de trois en arrière. La canine de gauche est légèrement en rotation ; un petit vide existe entre chaque dent de la région des molaires ; la première grosse molaire manque, la dent de douze ans en est venue prendre la place.

Traitement. — Le traitement suivi et l'appareil employé fut le même que pour les cas précédents, sauf quelques petites modifications inhérentes à chaque type.

Comme début de traitement, nous commençons par enlever la canine de lait, puis, le 15 octobre 1860, l'appareil est mis en place. La réduction de l'arcade supérieure s'opère rapidement; la durée ne dépasse pas quatre semaines. Le 23 novembre, nous enlevons l'appareil et, passant à la mâchoire inférieure, nous appliquons le 24 novembre un appareil identique à celui du haut. Nous débutons par refouler la canine en arrière; utilisant les vides existant entre les molaires, puis, un intervalle suffisant étant produit entre la canine et l'incisive médiane, nous attirons l'incisive latérale contre la galerie du tuteur. — Cette opération dure trois semaines environ, c'est-à-dire jusque vers le 29 décembre de la même année, époque à laquelle tout appareil est enlevé.

Le sujet a aujourd'hui trente-trois ans. Nous avons pu le revoir depuis ; il s'est fait extraire en Angleterre la première grosse molaire du bas, déjà malade à cette époque, mais rien n'est modifié dans l'harmonie et la régularité des dents de la région antérieure. Ces dents ont conservé la parfaite régularité à laquelle nous avions su les ramener.

OBSERVATION XXVI.

Rétroversion quadruple asymétrique (*médiane, deux laté-*
rales, première petite molaire gauche) **compliquée d'hétérotopie**
de la canine. — Arcade inférieure. — Rétroversion
isolée : incisive latérale droite.

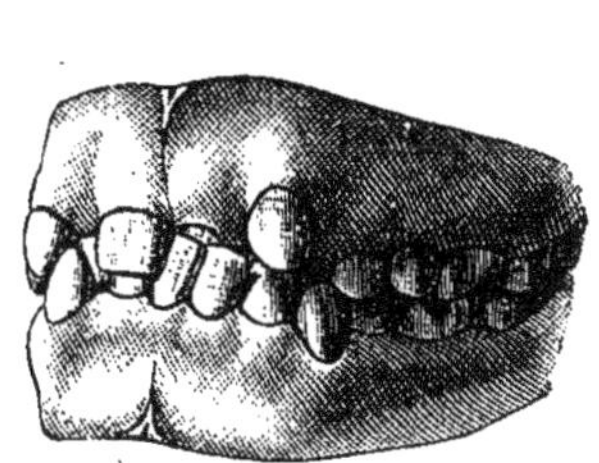 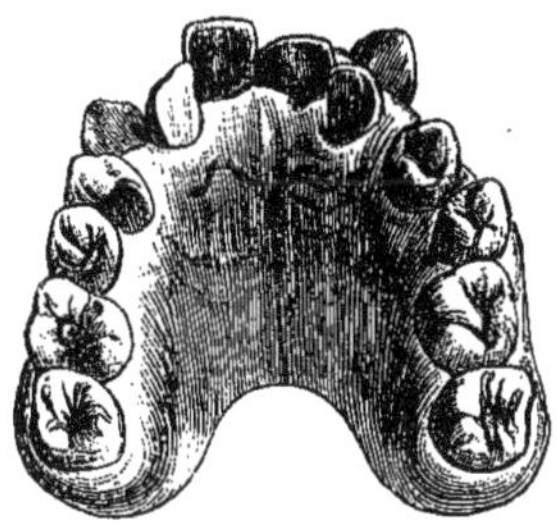

Fig. 67 et 68. — Avant le traitement.

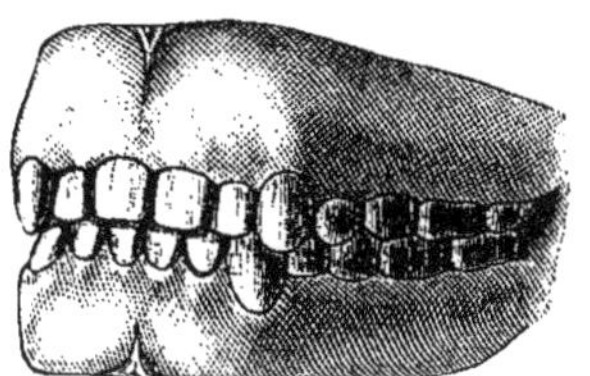

Fig. 69. — Après le traitement.

SOMMAIRE ANALYTIQUE.

Traitement. { Réduction { 26 novembre 1875. } { 4 mois.
28 mars 1876.
Contention. — 0 —

Le jeune D. . ., âgé de 15 ans, élève du lycée Louis-le-Grand, nous est amené
par son père.

A première vue, nous trouvons, à l'arcade supérieure, six dents en anomalie
de position ; les deux incisives latérales, l'incisive médiane gauche et la première
petite molaire sont en rétroversion.

De plus, la canine, en hétérotopie, est située immédiatement en avant de la place que devrait occuper la petite incisive ; celle-ci se trouve implantée dans le palais, à une distance de plus d'un centimètre en arrière.

A la mâchoire inférieure, le désordre est moins grand : l'incisive latérale droite est en rétroversion ; la petite incisive du haut vient s'interposer entre elle et la canine du bas, qui est rapprochée de la ligne médiane ; les autres incisives ne sont pas très régulièrement disposées ; les secondes petites molaires ne sont pas encore apparues, les dents temporaires persistent.

Traitement. — Nos points d'appui établis comme il a été dit précédemment, la réduction est opérée dans l'ordre suivant : incisive médiane gauche, incisive latérale droite, puis petite molaire ; sous l'action des forces mises en jeu, le redressement marche très rapidement. Nous modifions alors l'appareil de telle sorte que la capsule de gauche encapuchonne la première petite molaire en augmentant ainsi la résistance de notre base d'opération.

Les incisives étant amenées au contact de bandeau, nous les fixons à l'aide de fils de soie, pour donner encore plus de fixité à l'appareil, nous permettant ainsi d'augmenter nos moyens d'action sur la canine, plus difficile à mettre en mouvement. Une fois l'espace suffisant obtenu par le refoulement de cette dernière, nous attirons la petite incisive qui, elle aussi, vient se ranger sur le cercle.

Comme on le voit, notre appareil a parfaitement fonctionné dans ce cas très complexe de réduction, où nous avions à obtenir des combinaisons de mouvements très variés. De plus, nous pouvons dire que nous avons été aussi rapidement que le comportaient les complications de l'opération. Il s'agissait, en effet, de faire mouvoir plus de cinq dents, dont deux, la canine et l'incisive latérale, avaient à franchir des espaces de plus d'un centimètre ; l'appareil, posé le 25 novembre 1875, a été retiré le 28 mars 1876, c'est-à-dire après quatre mois de traitement.

Les dents du bas n'ont pas été traitées ; elles présentaient une difformité relativement moindre, et les parents n'en ont pas demandé le redressement.

Nous avons revu tout dernièrement ce jeune homme, qui a aujourd'hui vingt ans. La réduction s'est maintenue ; on peut dire même que les rapports des arcades se sont améliorés, en ce sens que les dents, qui, immédiatement après le traitement, présentaient des inégalités de longueur, dues à leur malposition, se trouvent toutes aujourd'hui parfaitement régulières, à tous les points de vue. Pour l'arcade inférieure, l'incisive latérale droite, abandonnée à elle-même, n'étant plus gênée dans sa progression en avant par la dent du haut, qui venait s'interposer comme un coin entre elle et la canine, s'est aussi presque casée dans le cercle. Quant à l'espace, il a été fourni par les deux petites molaires qui sont venues remplacer les dents de lait, persistant encore lors du traitement.

Nous terminerons en ajoutant que le traitement n'a en rien entravé les études du jeune homme, qui, comme tous ses camarades, a pu sans aucun souci, sans douleur et l'on peut même dire sans gêne, vaquer à toutes ses occupations de collégien.

Observation XXVII.

Hémi-rétroversion incomplète de la région incisive gauche.

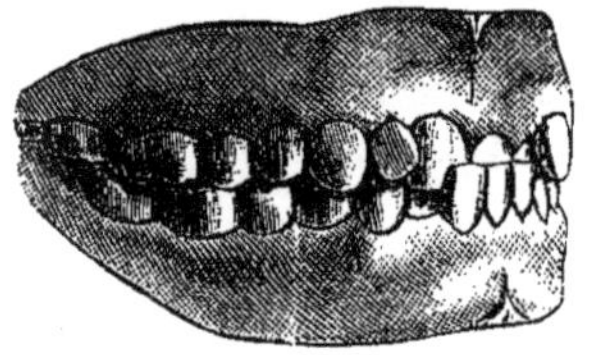

Fig. 70. — Avant le traitement.

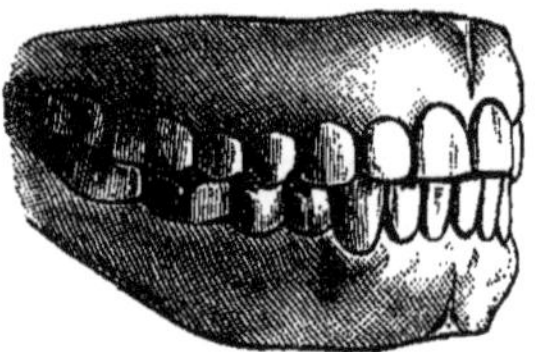

Fig. 71. — Après le traitement.

SOMMAIRE ANALYTIQUE.

Traitement. { Réduction. { 25 octobre 1873. 13 décembre 1873. } 48 jours. Contention. — 0 —

Mlle B..., âgée de seize ans, nous est amenée en consultation, au sujet de ses dents mal rangées. A l'examen nous trouvons trois dents en rétroversion, savoir : les médianes et la latérale de gauche, constituant presque une hémi-rétroversion ; à droite, l'incisive latérale est légèrement en rotation. Le reste de la série est normal ; cependant les petites molaires de droite sont dans un état déplorable. A l'arcade inférieure, l'incisive de droite se trouve en rétroversion et un peu en rotation en dedans (conséquence immédiate de la déviation du haut) ; ici encore les grosses molaires sont en mauvais état.

Traitement. — Nous appliquons l'appareil réducteur et, en raison du mauvais état des molaires, nous coiffons également la seconde grosse molaire de droite. Ici, de même que dans tous les cas où cela est nécessaire, l'appareil se trouve muni de petits patins en dent d'hippopotame, destinés à élever l'articulé juste de la quantité nécessaire pour le passage des dents à réduire. L'appareil, posé le 25 octobre 1873, est retiré le 13 décembre de la même année, après réduction complète.

Nous ne nous sommes nullement occupé de l'arcade inférieure, dont la régularisation ne nous a pas été demandée et
que le temps s'est, du reste, chargé d'opérer.

Comme nous le voyons, cette réduction, vu l'âge du sujet,
a marché avec une rapidité étonnante : car, si nous faisons la
déduction des huit jours, presque réglementaires, durant
lesquels nous laissons l'appareil en place sans exercer aucune traction, nous avons une période de quarante jours,
représentant un total de six visites.

OBSERVATION XXVIII.

Hémi-rétroversion de la région incisive gauche.

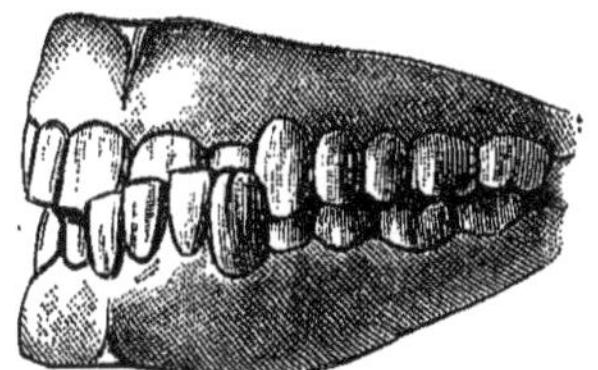
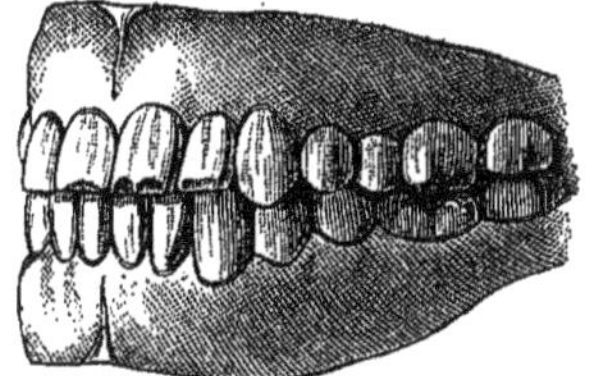

Fig. 72. — Avant le traitement.   Fig. 73. — Après le traitement.

SOMMAIRE ANALYTIQUE.

Traitement.	Réduction.	28 décembre 1872. 10 mars 1873.	3 mois.
	Contention.	— 0 —	

Au mois de décembre 1872, Mme P..., âgée de trente ans, se présente à
notre consultation, en nous demandant de lui régulariser à l'aide de la lime les
dents de l'arcade inférieure, qui s'allongent trop. A l'examen, nous trouvons,
pour l'arcade supérieure, quatre dents en anomalie de position : les deux médianes, une latérale gauche, puis la canine du même côté. Toutes sont situées
en arrière des dents du bas, qui se sont allongées, en formant une gradation as-
cendante de la médiane droite à la canine gauche, de telle sorte que l'incisive

latérale supérieure gauche se trouve à peine visible sur un quart de son étendue. Le reste de l'arcade supérieure est parfaitement régulier.

L'arcade inférieure présente cette irrégularité en élongation, que nous venons de signaler. On y trouve, en outre, deux intervalles : l'un, à droite, entre les incisives médiane et latérale, dans lequel, lors du rapprochement des deux arcades, s'introduit l'incisive médiane supérieure droite, que l'on peut regarder comme étant en rotation ; l'autre, à gauche, entre la canine et la première petite molaire, diastema servant au passage de la canine du haut. — Les dents sont très bonnes et solidement plantées.

Traitement. — Après examen, nous dissuadons notre cliente de l'opération. Si nous eussions voulu, en effet, mener une ligne horizontale partant de l'incisive médiane de droite, en admettant les circonstances plus favorables, nous aurions, si nous n'avions pas préparé une porte d'entrée à la carie, provoqué sûrement une sensibilité aux agents extérieurs, sensibilité qui pouvait amener une irritation des plus compromettantes pour la vie des organes. Il était d'ailleurs assez probable que la pulpe d'une ou deux dents serait mise à nu.

Notre cliente, qui avait déjà pris l'avis d'un confrère, arriva, non sans résistance, à partager notre manière de voir ; enfin le redressement fut accepté.

L'appareil, appliqué le 28 décembre 1872, a été retiré le 10 mars 1873, après un succès complet. Dans ce cas, les tractions exercées ont encore été considérables ; le fil de caoutchouc n° 2 a été doublé sur toutes les dents.

Nous avons revu tout dernièrement cette dame, qui nous a rappelé avec plaisir ses craintes et celles de son entourage, nous rappelant les paroles qu'elle nous adressa à cette époque : « Êtes-vous bien sûr de réussir ? Donnez-moi une certitude, sans quoi nous sommes perdus tous les deux : mon mari, tout le monde enfin est contre nous. »

Le succès est venu nous donner raison, et depuis six ans aucun dérangement ne s'est produit, aucune carie ne s'est manifestée sur les dents, qui possèdent leur solidité normale. Les dents de l'arcade inférieure se sont même régularisées, sous les efforts des dents du haut; les vides se sont comblés et les dents présentent un niveau régulier.

OBSERVATION XXIX.

Rotation abcentrique médiane d'une incisive centrale gauche.

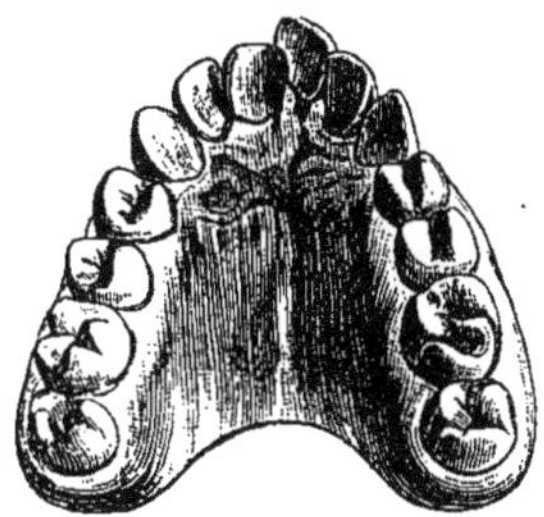

Fig. 74. — Avant le traitement.

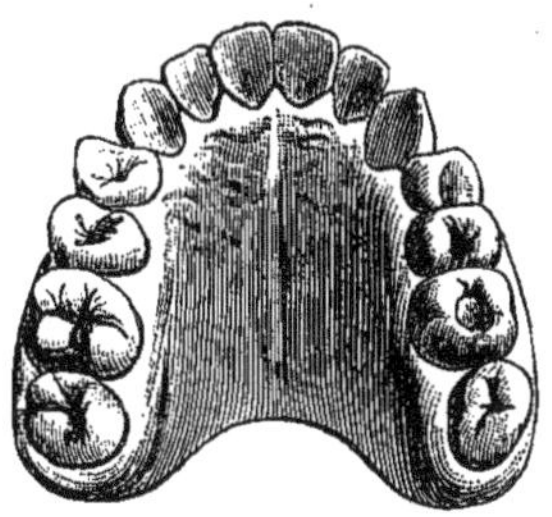

Fig. 75. — Après le traitement.

SOMMAIRE ANALYTIQUE.

Traitement.	Réduction.	5 mars 1876. / 27 avril 1876. / 5 mai 1876.	2 mois.
		8 mai 1876. / 5 août 1876.	5 mois.
	Contention.	— 0 —	

Mlle S..., âgée d'au moins seize ans, nous est présentée en février 1876. — Toutes les dents de la région des molaires sont bonnes et bien rangées, mais à la région des incisives nous remarquons une légère dépression de l'incisive centrale droite et une saillie anormale très accentuée de la gauche; saillie qui donne un espace de plus de 6 millimètres, séparant les deux angles homologues des dents symétriques. L'angle médian seul se trouve reporté en dehors et en haut, l'angle latéral a conservé ses points de contact avec l'incisive latérale voisine. En un mot, nous nous trouvons en présence d'une rotation abcentrique médiane.

Cette dent *soulève la lèvre*, vient se loger dans une dépression qu'elle s'y est creusée et détermine de fréquentes érosions de la muqueuse, lésions excessivement pénibles pour la malade. Dans son ensemble, la dent semble avoir décrit un arc de cercle autour d'un axe fictif passant par son bord latéral, de telle sorte que la parabole, au lieu de s'arrondir normalement, se prolonge de ce côté. en affectant une courbe en ogive. L'arcade inférieure est régulière et ses rapports avec les dents de l'arcade supérieure sont normaux.

Traitement. — Le 3 mars 1876, nous appliquons l'appareil, et le 26 avril la dent est parfaitement ramenée dans sa position normale. Nous continuons le maintien de l'appareil et des pressions jusqu'au 5 mai, époque à laquelle

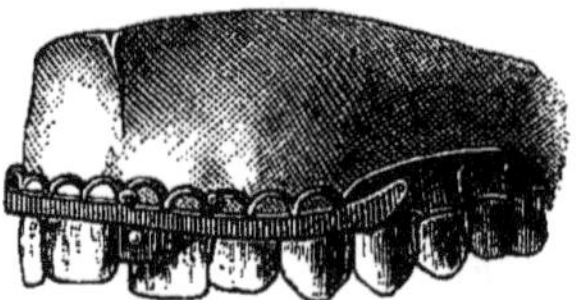

Fig. 76.

l'angle dévié de la dent ayant, ainsi que le montre la figure 77, dépassé de 3 millimètres en arrière sa position normale, nous retirons l'appareil et posons un appareil de maintien destiné à contenir la rotation forcée.

Ce petit appareil se compose uniquement d'une bague en or munie de 2 petites ailettes latérales venant s'appuyer l'une à la face postérieure de l'incisive médiane, l'autre à la face antérieure de l'incisive latérale. Ce tuteur, que notre patiente peut enlever et mettre à volonté, est appliqué tous les soirs durant trois mois, au bout desquels nous le supprimons.

La rotation s'est accomplie sans aucune douleur, et on peut même dire sans gêne et avec une rapidité relative (deux mois). La bonne réussite est due évidemment à l'exagération de réduction obtenue.

Nous avons revu notre malade au mois de janvier dernier.
et nous avons pu constater, avec satisfaction, que près de trois
années écoulées n'ont rien modifié à la réduction que nous
avions opérée.

Nous avons employé toujours le même appareil. Toutes
les dents portaient contre la galerie, à l'exception de la
médiane de droite, en avant de laquelle un espace suffisant
avait été ménagé pour nous permettre de la ressortir légèrement, ce qui a été le début de l'opération. Une fois cette
dent appliquée contre le bandeau, nous avons, à l'aide de
prismes de caoutchouc distendu, introduits entre la galerie
et la dent, puis abandonnés à eux-mêmes, exercé une pression au niveau de l'angle sortant de la dent en rotation. Une
petite lame métallique de $0^{mm},6$ d'épaisseur, terminée
en T, et soudée à la galerie, s'introduisait dans l'interstice de
séparation de l'incisive médiane avec la latérale. Ce petit appendice était destiné à maintenir l'angle latéral, qui, lui,
occupait une bonne position. Ainsi maintenue, la dent a tourné
rapidement sous l'effort puissant des caoutchoucs, et dépassé
même, ainsi que nous l'avons dit, sa position régulière normale.

A mesure que s'opère la réduction, l'intervalle existant
entre la dent déviée et le bandeau finit par atteindre presque
l'épaisseur de nos prismes de caoutchouc; alors nous dimi-
nuons le vide produit, au moyen d'un fil d'or formant corde,
que nous raccordons à la galerie par deux soudures, puis
nous sectionnons la partie saillante devenue inutile. En opérant ainsi, nous ne modifions jamais les rapports de l'appareil, dans ses points fixes, avec les dents sur lesquelles il s'appuie, et nous évitons toute espèce de tiraillements, nuisibles à
la marche régulière de l'opération, et toujours douloureux
pour le patient.

Observation XXX.

Rotation axile : incisive médiane gauche.

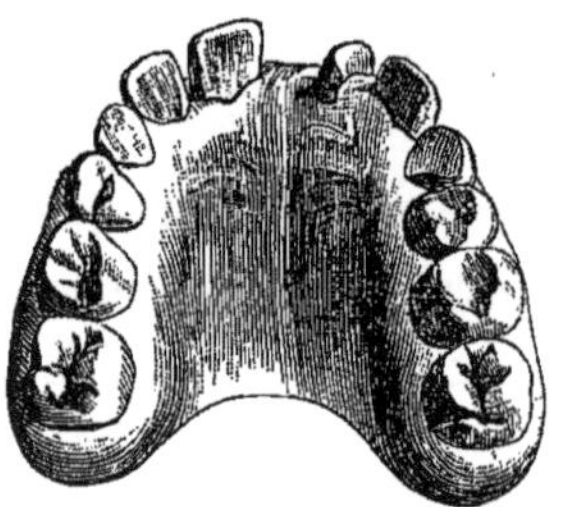

Fig. 77. — Avant le traitement.

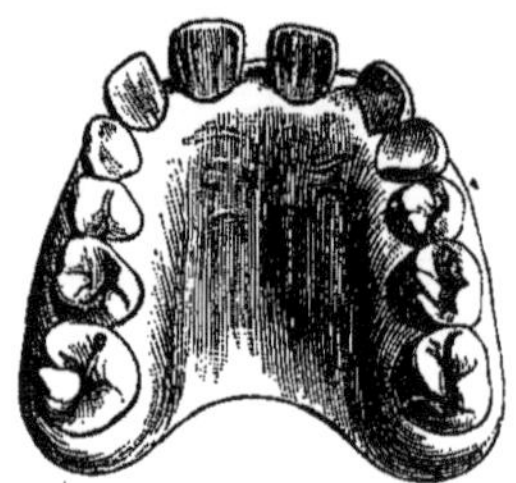

Fig. 78. — Après le traitement.

SOMMAIRE ANALYTIQUE.

Traitement.
{ Réduction. { 28 octobre 1877. / 14 décembre 1877. } 2 mois. / 30 décembre 1877. }
{ Contention. { 30 décembre 1877. / 2 février 1878. } 1 mois.

Le jeune B..., âgé de neuf ans, nous est amené en consultation en août 1877, pour une incisive médiane gauche retournée.

En examinant la bouche de l'enfant, nous trouvons effectivement une dent ayant subi sur son axe une rotation de 90°. Cette dent, plus petite que sa congénère, est en retard dans son évolution; elle mesure à peine 7 millimètres.

Les parents font remonter la cause de tous ces désordres à des manœuvres obstétricales ayant amené des lésions des parties molles. Nous ferons remarquer que la dent caduque était normale et normalement située.

Quoi qu'il en soit, la dent évolue dans un espace de 14 millimètres, espace plus que suffisant, comme on le voit, pour son casement régulier. Elle se trouve rapprochée de l'incisive latérale, dont elle n'est séparée que par un intervalle d'à peine 3 millimètres, tandis qu'une distance de 8 millimètres s'étend entre sa face labiale et le bord médian de l'incisive de droite.

La mâchoire inférieure ne présente rien d'anormal. Cependant, nous devons dire que, dans leurs rapports réciproques, l'arcade inférieure rencontre l'arcade supérieure, du moins à la région antérieure, à une distance de 5 millimètres, en arrière du talon de l'incisive médiane, restée en position.

Traitement. — Dans ce cas, nous avons encore appliqué le même appareil que précédemment. Comme modification, la galerie portait un petit appendice, situé sur la ligne médiane, et venant reposer sur la muqueuse dans le sens antéro-postérieur. Il était de toute impossibilité, ici encore, de songer, peu importe par quel moyen, à saisir la dent, qui, à peine sortie, ne dépassait la gencive que de 4 millimètres. Nous avons eu recours à un anneau prenant exactement la forme de la partie visible de la dent. Deux petits prolongements en forme de volute, reposant sur le bord supérieur de la galerie, qu'ils dépassaient d'à peine un demi-millimètre, et de l'autre sur le petit prolongement indiqué plus haut, servirent à empêcher la descente de la bague, tout en lui conservant sa mobilité dans le sens de la rotation. Les tractions furent exercées au moyen de fils de caoutchouc à l'extrémité du même diamètre et en sens contraire.

L'appareil est posé le 28 octobre 1877, et le 14 décembre la dent occupe sa position régulière ; nous continuons les tractions jusqu'au 30 du même mois, époque à laquelle la dent est en rotation exagérée en sens inverse. Nous posons alors un appareil de maintien ; un mois après, le 2 février 1878, la dent ayant recouvré sa solidité normale, le tout est retiré.

Déjà près de dix-huit mois se sont écoulés, et la dent, bien que revenue sur elle-même, ainsi que nous l'espérions, conserve encore cependant un peu de l'exagération de rotation que nous lui avions imprimée.

Observation XXXI.

Hétérotopie de l'incisive latérale droite, compliquée de rotation abcentrique latérale, avec élongation.

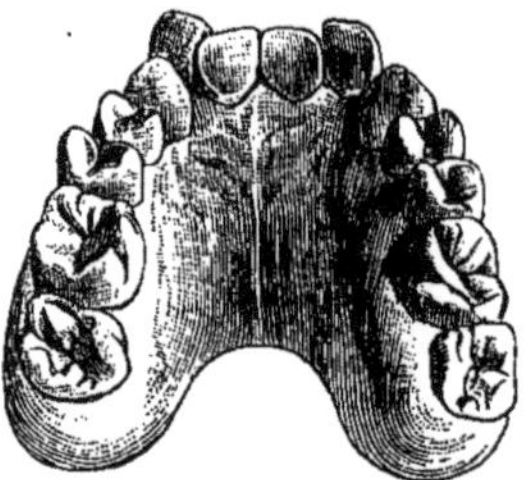

Fig. 79. — Avant le traitement.

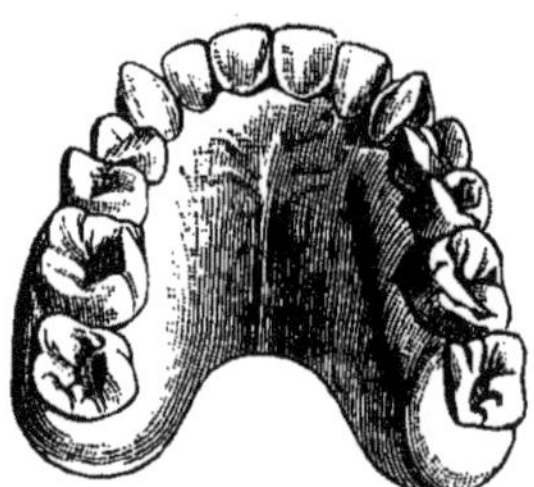

Fig. 80. — Après le traitement.

SOMMAIRE ANALYTIQUE.

Traitement.	Réintégration.	12 décembre 1873. 18 mars 1874.	3 mois.
	Refoulement.	26 mai 1874. 30 juillet 1874.	2 mois.
	Contention.	— 0 —	3 mois.

Mlle A... nous est amenée par sa mère, en décembre 1873. A l'examen de la bouche, la première chose qui nous frappe est la position de l'incisive latérale droite. Cette dent est entièrement située en dehors de l'arcade. Nous proposons la réduction de cette dent, mais la mère, et la patiente surtout, y semblent très peu disposées. En présence d'une telle répulsion, et devant revoir le sujet pour différentes autres opérations, nous laissâmes le temps passer, tout en affirmant que la chose était possible et qu'il n'y avait là qu'une question de temps; cependant les parents restaient incrédules. Ayant demandé dans une seconde entrevue la cause de cette répugnance à une opération qui ne serait nullement douloureuse, on finit par nous répondre que plusieurs traitements avaient été tentés, mais sans succès aucun, et que par le fait de ces tentatives infructueuses la difformité avait même augmenté. Effectivement, la dent était plus longue qu'elle n'aurait dû l'être normalement, et on pouvait affirmer que, remise en place, elle dépasserait d'au moins deux millimètres les dents contiguës.

Les visites suivantes, ce fut la mère qui nous questionna, demandant si réellement la chose était possible; elle se laissait gagner par notre assurance, et de notre côté nous devenions d'autant plus pressant que la chose avait été niée praticable et que le seul remède à cette difformité était l'avulsion pure et simple de la dent, dernier remède, énergique et souverain, il est vrai, mais pas du tout du goût de la jeune fille et peut-être moins encore de la mère, qui tenait à ce que sa fille conservât, au moins quelque temps, encore ses 32 dents.

Traitement. — Enfin, après bien des promesses, on se décide. L'appareil est posé le 12 décembre 1873, et le 18 mars 1874 la dent était réintégrée dans l'arcade, qui reprenait sa physionomie régulière.

Cependant, ainsi que nous l'avions pensé, la dent dépassait les autres par son extrémité libre. Ce fut le second temps de l'opération, et aussi le plus long, non pas au point de vue du refoulement, qui se fit, du 26 mai au 30 juillet de la même année, avec la même facilité que lorsqu'il s'était agi du déplacement antéro-postérieur, mais au point de vue du maintien, rendu plus difficile par les tentatives ultérieures ; la patiente dut porter durant plusieurs mois un appareil de maintien, continuellement au début, en ne l'enlevant que dans les circonstances indispensables, puis d'une manière intermittente.

Au bout de trois mois, l'enfant revint nous trouver. Tout était demeuré en ordre et la mère nous demanda s'il fallait continuer de garder un appareil que sa fille portait plus souvent dans la poche que dans la bouche ; dès ce jour, le tout fut supprimé. L'enfant, ou mieux la jeune personne, revue depuis, en 1878, avait conservé sa dent réintégrée dans l'arcade et sur le même plan horizontal que les dents voisines,

Ce cas thérapeutique n'est pas un fait isolé. Nous pourrions en citer d'autres exemples qui nous sont également personnels, car jusqu'ici aucun auteur, *que nous sachions*, n'en a fait mention, et encore moins affirmé la possibilité de réduction.

Nous terminerons là ces observations, que l'on pourrait, du reste, multiplier à l'infini ; nous nous sommes spécialement attaché à montrer les principaux types d'anomalies, tous ceux que l'on peut rencontrer dans la pratique, malgré les petites variantes qui les caractérisent, pouvant toujours, tant au point de vue de la difformité que du traitement, rentrer dans l'une des divisions que nous venons de tracer.

CONCLUSIONS.

1° Le redressement d'une dent s'accompagne toujours d'un processus complexe, portant sur la dent et l'alvéole.

2° Les modifications subies par l'alvéole se ramènent toujours au processus de l'ostéite; la question est d'éviter soit l'ostéite, soit la périostite aiguë, suppurative, incompatible avec la vitalité normale de la dent.

3° Les procédés de redressement brusques, intermittents ou saccadés, plus que les procédés de douceur, provoquent l'ostéite traumatique, aiguë, suppurative.

4° L'emploi du caoutchouc comme force agissante réunit les conditions les plus satisfaisantes pour provoquer une ostéite plastique, simple, avec ostéogenèse durable.

5° L'immobilisation absolue de l'appareil est la condition *sine quâ non* de l'absence de douleur dans le traitement, et de la non-suppuration de cette ostéite.

6° L'usage permanent de l'appareil permet seul d'obtenir cette immobilité, ainsi que la rapidité dans la réduction de la difformité.

7° L'usage permanent et continu d'un appareil n'est applicable en pratique qu'avec un appareil léger, tolérable et facile à modifier.

8° L'appareil dont nous avons donné la description répond à ces indications de traitement, et la série des 51 observations que nous venons de parcourir montre, par les types divers des anomalies traitées, qu'il répond à toutes les exigences de la théorie et de la pratique.

Ce n'est donc plus de l'empirisme que nous proposons, mais bien un système de traitement fondé sur des indications suggérées par la physiologie et l'anatomie, c'est-à-dire sur des données rationnelles.

FIN

TABLE DES MATIÈRES

PREMIÈRE PARTIE

ÉVOLUTION ET DÉVELOPPEMENT

DEUXIÈME PARTIE

DES ANOMALIES DE DISPOSITION

TROISIÈME PARTIE

TRAITEMENT

TRAITÉ
D'ANATOMIE DENTAIRE
HUMAINE ET COMPARÉE

PAR

Ch. TOMES

Professeur à l'Hôpital dentaire, membre de la Société royale de Londre

TRADUIT DE L'ANGLAIS ET ANNOTÉ

PAR

Le Docteur CRUET

ANCIEN INTERNE DES HOPITAUX DE PARIS

Un beau volume in-8° de 450 pages, avec 180 figures dans le texte

PRIX : 10 FRANCS

Le livre de Ch. Tomes, classique en Angleterre, mais sans analogue dans la littérature médicale française, s'adresse non seulement à ceux qui s'occupent de chirurgie dentaire et buccale, mais encore à tous ceux qu'intéressent les questions si importantes de Biologie, d'Anthropologie et d'Anatomie comparée ; c'est dire que les praticiens et les savants peuvent également y trouver leur compte.

La première moitié de l'ouvrage comprend la description complète des dents humaines, l'étude de leur structure et de leur développement, la structure et le développement des mâchoires ; l'histoire de l'éruption des dents temporaires et permanentes, etc. D'importants chapitres sont consacrés à chacune de ces parties ; sur tous les points l'auteur expose ses vues propres, mais en même temps il résume et discute les opinions et les travaux de tous les auteurs dont le nom fait autorité dans la science. En outre, le but pratique n'est pas oublié, et le médecin peut trouver à chaque pas, à côté des notions anatomiques précises qui lui sont indispensables, des applications utiles à la chirurgie dentaire.

La seconde moitié, consacrée à l'anatomie comparée, étudie les dents et les mâchoires dans la série animale, depuis les Poissons et les Reptiles jusqu'aux Primates et aux Singes Anthropoïdes. Il n'est pas besoin de faire remarquer combien cette étude offre d'intérêt pour le savant, qui peut y trouver les éléments d'une importance capitale au point de vue de la classification et de la détermination des espèces animales, soit vivantes, soit fossiles. Il y a là, si l'on peut s'exprimer ainsi, une série de *documents dentaires* qu'il serait difficile sinon impossible de trouver ailleurs.

Le livre de Tomes, ne serait pas complet, s'il ne renfermait de nombreuses figures, presque toutes originales, qui illustrent le texte, et donnent au lecteur la démonstration oculaire à côté de la description didactique.

1971 — Imprimerie A. Lahure, 9, rue de Fleurus, Paris.

9 782019 259426